이 책이
병마와 함께하는 이들에게 위로와 힘이
되길 진심으로 바랍니다.

이에게

드립니다

년   월   일

암에 걸린 지금이 행복합니다

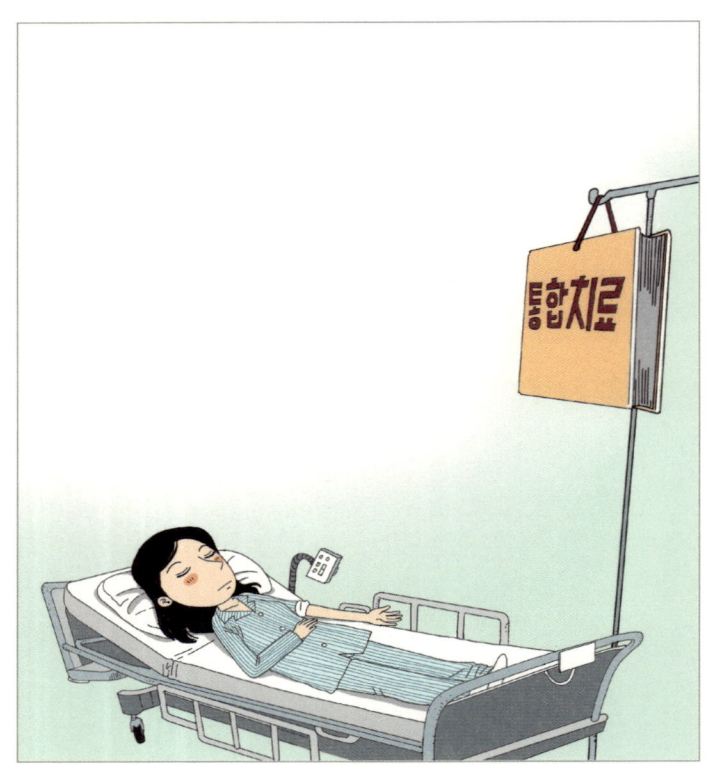

이 책의 한 문장 한 문장이 병상에 누워 멈춰 있는 당신의 발걸음을
다시 한 걸음씩 나아가게 할 수 있기를 희망합니다.

암에 걸린 지금이 행복합니다

곽희정·이형복 지음

모아북스
MOABOOKS

서문

걱정 말아요.
암이 사라졌어요!

⋮

사실 암 진단을 받으면 본인 스스로가
암 환자라는 사실을 말하기가 쉽지 않습니다.
그 말을 내뱉은 즉시,
나 자신이 산송장처럼 느껴지기도 하고
다른 이들도 죽을 날을 받아놓은 사람처럼
어렵게 대하기 때문입니다.
이런 저런 이유로 많은 이들이
상당한 마음의 고통을 겪게 되는 것이지요.
몸도 힘든데 마음의 짐까지 더해져 지칠 대로 지쳐버리게
되는 겁니다.

물론 암 환자라는 사실을 당당히 밝히고
잘못된 생활 방식을 바꾸기 위해

주위 사람들의 적극적인 도움을 요청하는 이들도 많습니다.
암을 극복하고 치료하는데 가장 중요한 첫걸음은
자신 스스로가 암 환자라는 사실을 인정하고
생활의 모든 조건을 치료를 위한 최상의 상태로 만들어 나가는데
있습니다.
하지만 이 과정은 생각보다 쉽지 않아서
주위 사람들의 배려와 환자 스스로가
본인의 상태를 받아들일 수 있는 조금의 시간이 필요로 합니다.

보호자의 경우, 조금은 특별한 관점이 필요합니다.
나을 수 있다는 희망과 확신을 가지고
진심어린 사랑으로 대하며
과감하게 도전할 수 있도록 이끌어 주어야 합니다.

암과 싸우는 환자 가족들 대부분은
'죽음' 이라는 무의식적인 두려움 속에 살아가기 때문에
환자에게 진정어린 마음으로 돌봐주어야 합니다.
아주 작은 일에 섭섭해 하기도 하고
작은 말 한마디에 상처 입는 부분까지
보듬어 줄 수 있는, 넓은 이해심을 베풀어 주어야 합니다.
모든 생활 역시 환자 중심으로 이루어져야 합니다.
보호자들은 감정, 생각, 고집은 잠시 내려놓고

오직 환자를 위해 무엇을 해야 할 지 고민하고
또 공부해야 합니다.
저희 부부 역시 가족들의 생활이 환자인 '나'를 중심으로 이루어졌으며
모든 시간의 흐름이 그렇게 흘러갔습니다.

하지만 무엇보다 중요한 건 환자 스스로가 가져야 할
'마음' 입니다.
나의 고통과 아픔에 타인은 별 관심이 없습니다.
본인 스스로가 이겨내야 하는 과정임을 분명히 인식하고
고독하고도 긴 여정을 떠날 마음의 준비를 단단히 해야 합니다.

섭섭해 하지 마세요.
원망도 하지 마세요.
잘 먹고, 잘 놀고, 잘 즐기세요.

겨울과도 같은 춥고 긴 터널의 끝자락에는
그토록 보고 싶었던 봄날의 꽃향기가 그려지고 있을 테니까요.
끝나지 않을 것 같은 그 길 언저리에
찬란한 태양이 환한 미소로 당신을 맞이 할 것입니다.

완치에서 평안함으로

혹여 죽음을 앞둔 이가 있다면
이것만은 꼭 지켜져야 합니다.

그들을 살아 있는 존재로 대우해 주고,
언제나 희망을 잃지 않는 사람의 보살핌을 받도록
해주어야 합니다.
죽음에 대한 느낌과 감정을 각자 자기만의 방식으로
표현할 수 있도록 적극적으로 도와주세요.
어떤 식의 보살핌을 받을지 결정하는 데 참여시키고
감성이 충분하고 자상하며 배려심 있는 사람이
돌봐주도록 신경써주세요.

'완치' 에서 '평안함' 으로 목적이 바뀌더라도
의학적인 처치를 계속 받도록 해야 합니다.
환자가 어떤 질문을 하더라도 정직하고 충실하게 답하고
신체적인 통증을 느끼지 않도록 해주세요.
특히 통증에 관한 느낌과 감정을 각자 자기만의 방식으로
표현할 수 있도록 평안한 환경을 만들어 주세요.

아이들도 가족의 죽음을 마주할 수 있도록 참여시켜
죽음의 과정을 이해할 수 있도록 해주세요.
평화롭고 위엄 있게 맞이하되,
홀로 마지막을 보내지 않도록 곁을 지켜주세요.
그리고 어떠한 상황에서도
'당신이 어떤 모습이든 아끼고 사랑하는 가족이 함께하고 있으며
그 누구보다 사랑받을 자격이 있는 사람' 이라고 꼭 말해주세요.
그렇게 한다면, 세상 누구보다 행복한 삶을 살고 있음을
알게 될 것입니다.

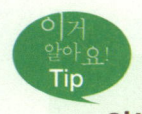

암! 제대로 알면 낫을 수 있어요

(1) 자신의 병명 제대로 알자 - 자신의 병이 왜 생겼는지 원인을 파악하고, 자신의 병과 관련된 전문가가 되자.

(2) 완치할 수 있다는 확신을 갖자 - 병에 대해 나을 수 있다는 확신을 갖게 되면, 자신은 물론 주위의 모든 상황이 바뀌게 된다.

(3) 식습관과 생활습관을 고치고 환경을 바꾸자 - 먹고 자고 입고 일하는 모든 일상과 환경이 우리의 건강과 밀접한 관련이 있음을 명심하고 잘못된 습관과 주변의 환경을 바꿔나간다.

(4) 스트레스는 날려버려라 - 스트레스는 암의 가장 큰 요인 중 하나다. 조급함 대신, 과정을 즐기는 여유 있는 마음으로 하루를 보내자.

| 이야기를 시작하며 |

세 번의 아픔

1985년 광화문 봉쥴 다방에서의 두근거리던 만남.
커트 머리에 붉은색 체크무늬 원피스를 입은 내 모습을
영국의 다이애나비 같다며 웃음 짓던 남편.
그 후 28년간 우리는 인생의 많은 부분을 함께 했습니다.

돌아보면, 우리의 삶에는 세 번의 아픔이 있었습니다.
24년 전 외동딸 '솔메'가 세 돌 되었을 즈음
집 앞에서 큰 교통사고를 당해 20일 만에 의식을 회복하고,
한 달 동안 중환자실에서 생활해야 했습니다.
누운 상태로 대소변을 두 달 넘게 남편이 손으로 직접 받아내고
8개월 동안의 긴 입원치료를 받은 후에야 퇴원할 수 있었습니다.
교통사고 당시에는 방광파열에 골반 손상이 심한 상태였고
오른쪽 무릎 인대 두 개도 파열될 정도로 몸이 망가져 있었습니다.
아픈 와중에도 둘째 아이를 갖고 싶어
산부인과를 내원해 임신에 문제는 없는지 자문을 구하기도
했었지요.

하지만 우리에게 둘째 아이는 쉽게 허락되지 않았습니다.
모질던 시간들이 그렇게 지나가고
여러 번의 인공수정을 통해 마흔이 넘어 2년의 고생 끝에 둘째를
갖게 되었습니다.
남편과 나는 말로 표현 못할 기쁨을 함께 나누며
둘째를 맞이할 생각에 행복하고 벅찬 기다림의 시간을
보냈습니다.

8개월에 접어들어 정기검진을 갔던 날,
뱃속에서 아이가 사산되었다는 청천벽력 같은 말을 들어야
했습니다.
이미 뱃속에서 싸늘하게 변해버린 아이를 돌려 내리는 수술을
해야 했고
큰 병원에 입원해 두 시간이 넘는 대 수술을 견뎌야 했습니다.
그렇게 기다리던 둘째는 세상의 빛을 보지도 못하고 우리의 곁을
떠났습니다.

왜 우리에게 이런 시련과 아픔을 주시나요?
삶이란 이런 것입니까?
3일 내내 우리 부부는 울고 또 울며
그 아픔과 상처를 닦아내야 했습니다.
뒤돌아보면 그때의 아픔이 저희의 삶에서 가장 큰 고통이었습니다.

시련과 아픔 후에 맞이한 '행복'

그리고 2010년, 암이라는 이름으로
세 번째 아픔은 말도 없이 그렇게 찾아왔습니다.
내 의지와는 상관없이 나는 암 환자가 되어 있었습니다.
그 누구도 생각지 못했던 일이었기에
그저 먼 산을 바라보며 멍하니 앉아있는 것 외에는
아무것도 할 수 없었습니다.
아무런 준비도 없이 그렇게 암은 내게로 왔고,
나와 내 남편, 소중한 딸의 삶을 송두리째 바꿔놓았습니다.

24년 전 큰 교통사고와 14년 전 둘째 아이 유산에 이어
암이라는 혹독한 병을 주신 하나님께
처절하게 기도를 드렸습니다.
주님, 한낱 벌레만도 못한 저를 어찌 이렇게 시험하시는 건가요?

'희정아~ 모든 일에 기뻐하고, 범사에 감사하라.'
주님, 제게 온 암세포도 기뻐하고 감사해야 하나요?
'믿는 자에게는 능치 못할 일이 없으니라.'

눈물을 흘리며 기도와 말씀을 듣는 중

귓가에 울리던 그 말씀이 가슴을 내리쳤습니다.

나는 그 순간 감사의 기도를 드렸습니다.
어린아이와 같이 의심하지 않고
나에게 주어진 고난과 역경, 이 암까지도 즐기며
오늘을 감사하면서 최선을 다해살겠다고 말입니다.
삶속에서 기쁨, 축복, 행복, 고난, 역경, 슬픔 중
무엇을 찾아 헤매고 있는지, 마치 조물주 하나님께서
세상에서 할 수 있는 모든 것을 경험해보고 오라고
말씀하시는 것 같았습니다.

시련과 아픔 후에 '행복'을 알 수 있다고.
그렇게 나는 남편의 손을 부여잡고 나에게 주어진 하루하루를
축복으로 받고 감사함으로 살아갈 수 있었습니다.

믿을 건 가족밖에 없었다

암이라는 중병에 걸리게 되면
대부분 온 가정과 주변이 모두 망가지게 됩니다.
암이란 것이 그만큼 무서운 병입니다.
하지만 그 누구도
본인이 암이라는 무서운 병에 걸릴 거라고 생각하지 않습니다.
심지어 암 선고를 받는 그 순간에도 믿지 못하니까요.
태풍이 휩쓸고 간 자리에 물끄러미 서있는 그 황망함처럼
갈피를 잡지 못하고 허둥지둥 시간을 보내는 경우가 허다합니다.

우리는 암을 처음으로 진단받고,
여러 곳의 병원에서 크로스 체크를 하면서
최종적인 결과가 나오기 전 한달 동안
적절한 치료 방법을 선택하기 위해 많은 이야기를 나누었습니다.

남편은 먼 길도 마다하지 않고 조언을 구하러 다녔고,
밤낮없이 암에 대해 공부하고 치료에 대한 정보를 수집했습니다.
내가 쉽게 고를 수 있도록 A안과 B안으로 자료를 만들어
결정만 하면 되도록 해주는 노력을 아끼지 않았습니다.

생각해보면,
살면서 우리가 경험했던 암에 대한 이야기는
온통 '고통' 과 '죽음' 뿐이었습니다.
그도 그럴 것이
남편이 군에 있을 때 윗 층에 살면서 유난히 친하게 지내며
우리 딸을 키워주다시피 했던 선배가 폐암 4기 선고를 받고
2년 동안 투병 생활을 하다 항암치료 중 죽음을 맞이했습니다.

폐암 1기라 간단하게 제거하는 수술을 받으면 된다고 했던
친정아버지조차 종양 제거 수술 후
한 달 만에 폐렴으로 돌아가시고 말았습니다.
사실 친정아버지의 수술을 결정하던 순간
가족 중 유일하게 남편이 수술을 반대했었고,
마지막 순간까지 곁을 지키며 정성을 다해 병간호를 해주었습니다.
이러한 일련의 과정을 겪으면서 우리는
'항암치료를 받으면 죽는다' 는 생각 밖에 없었습니다.

병원의 처방과 지인들의 조언, 수없이 많은 치료 방법 중
나에게 맞는 치료법을 결정한다는 것은 결코 쉬운 일이 아니었습니다.
목숨을 앞에 두고 무언가를 결정해야 한다는 것만큼
무겁고 힘겨운 일이 없다는 걸 알게 되었지요.

남편은 이러한 저를 묵묵히 바라보며 기다려주었고
긴 고민 속에 우리만의 방법을 선택할 수 있었습니다.

1년 전 암으로 남편을 하늘나라로 보냈던
친한 언니의 조언이 아직도 기억에 남아있습니다.
암 치료를 고민하고 있던 우리 부부를 앉혀놓고
"약을 바꾸지 마라.
몸에 좋다는 것은 닥치는 대로 다 먹였더니 몸이 적응을 못하더라.
마음을 편하게 가져라. 스트레스가 최고의 적이더라.
질 좋은 삶을 살아라. 인명(人命)은 재천(在天)이더라.
항암 치료 받는 순간부터
남들이 사다주는 음료수만 먹고 살게 된다"고 말입니다.
마지막 그 한마디가 어쩌면
우리의 앞날을 선택하게 된 작은 씨앗이 되지 않았나 생각해 봅니다.

돌이켜보면 암은 나에게 하늘이 허락한 특별한 '선물'이었습니다.
암으로 인해 나는 내 생명을 더 소중히 여길 수 있었고,
투병 생활 동안 내 곁을 지켜준 가족과 친지들,
친구들에 대한 사랑이 더욱 커지고 돈독해졌습니다.
지금은 하늘나라로 떠나셨지만
항암치료로 두 달 동안 밥조차 먹지 못할 고통 속에 있을 때
친딸 보살피듯 내 곁을 지켜주시며 돌봐주셨던 시어머니의

극진한 사랑 속에 조금씩 회복의 길로 들어설 수 있었습니다.

숨을 쉴 수조차 없이 힘겨웠던 전신의 고통이 내게 가져다 준 건,
생명이 얼마나 귀하고 소중한 것인지
작은 숨소리 하나까지 귀 기울이며 내 곁을 묵묵히 지켜준
가족의 사랑을 알 수 있었던 귀한 '축복' 이었습니다.

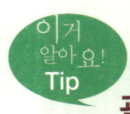

곽희정·이형복이 전하는 기적의 3종 세트

첫 번째 약 - 사랑입니다.

'사랑의 등산 방울 지팡이' - 언제나 가족이 함께 하고 있음을 알게 해 주세요.
혼자서만 겪는 두려움과 아픔이 아니라는 것을 알게 해주세요.
남편과 아내, 가족들의 넘치는 사랑이 필요합니다.

두 번째 약 - 웃음입니다. (환자복과 가족들의 옷에 스마일 뺏지를 달고 서로 누르며 웃는 겁니다)

'스마일 배지' - 웃는 것만큼 좋은 약은 없습니다.
웃으면 체온이 올라가고 면역력이 높아집니다.
행복해서 웃는 게 아니라 웃어서 행복해지는 것입니다.

세 번째 약 - 즐거움입니다.

'고스톱' - 자신만의 즐거움을 찾으세요. 무엇이든 상관없습니다.
생활 속의 작은 즐거움을 통해 활력을 찾으세요.
좋아하는 무언가를 통해 얻는 희열은 면역력 강화에 으뜸입니다.

암은 사형 선고가 아니어요.

 2막을 시작하는 '용기' 입니다

많은 이들이 처음에 암 진단을 받으면
"내가 왜 병에 걸렸는지 모르겠다"고 말합니다.
저 역시도 그랬으니까요.
하지만 자신의 병이 어디에서 생겼는지
자신의 생활습관과 체질, 가족력, 살아온 과정은 어땠는지
수없이 많은 사항을 고려해 보고
낫기 위해 어떤 노력을 해야 할지 고민한 후,
정해 놓은 치료법을 실천한다면 반드시 나을 수 있습니다.

암은 결코 불치병이 아닙니다.
그럼에도, 여전히 가장 무서운 병임에는 틀림없습니다.
저를 돌아보면 암은 하나의 결과였고, 원인은 다른 곳에 있었습니다.
암을 비롯한 모든 병에는 반드시 원인이 있고,
그 원인을 제거하고 치료해야 나을 수 있는 것입니다.
자신의 몸에 대해 철저하게 공부하고 치료하면
완치될 수 있다는 말이기도 하지요.

인정하고 싶지 않지만, 우리나라 사망 원인의 1위가 암입니다.

그만큼 암에 걸릴 확률도 높고,
투병중인 환자도 많다는 얘기입니다.
누구나 암에 걸릴 수 있다는 말이기도 하지요.
하지만 같은 암에 걸렸더라도 이를 이겨내는 방법은 제각각입니다.
힘겨운 항암치료의 과정을 순순히 받아들이는 사람도 있고
항암치료의 고통과 약물의 부작용 대신
다양한 자연치유법을 선택하는 이들도 있습니다.
때로는, 암으로 인한 고통을 받기도 전에
스스로 목숨을 버리는 안타까운 이들도 있습니다.

사람은 누구나 삶의 마지막 순간이 잠자듯 찾아오기를 소망합니다.
스스로 겪게 되는 고통이나 죽음을 대비해야 하는 슬픔 없이 말입니다.
하지만 우리의 현실은 그렇지 않기에
본인에게 찾아온 무서운 병으로부터 벗어날 수 있도록
치열하게 공부하고 분석하며 현명하게 실천해야 합니다.
건강했던 몸이 망가지는 데 오랜 시간이 걸렸던 만큼
건강을 되찾는 데도 많은 시간과 정성이 필요하다는 것을 잊지 말고
처음부터 한 장씩 벽돌을 쌓듯 시작해야 되는 것이지요.

암 진단을 처음 받았을 때,
그리고 최종 확진 결과를 기다리던 그 시간동안
제가 할 수 있는 일은 많지 않았습니다.

운영하고 있던 김포 박씨네추어탕(벽제점) 식당 일을 계속하며
여느 때와 다름없이 생활했습니다.
지금부터라도 먹는 것에 신경 써보자는 마음으로 현미밥을 지어 먹고
스스로 마음을 다잡으며 일상생활을 이어나갔습니다.
이미 암이라는 것을 알고 있었기에
온전히 새로운 삶의 형태를 살아가야 할
몸과 마음의 준비운동을 서서히 해나갔습니다.

나는 암 환자였습니다.
하지만 나는 나을 수 있다는 확신이 있었습니다.
나는 그 사실을 조금도 의심하지 않았습니다.
그리고 지금 이 자리에 건강한 모습으로 서 있습니다.

암은 사형선고가 아닙니다.
자연이 정한 원칙에 따라 암을 이겨내는 일은
결코 우연히 일어나는 기적이 아닙니다.
암이라는 무서운 괴물에 먹히지 말고, 당당히 싸워 이겨내세요.
한 가정의 아내이자, 한 아이의 엄마였던
지극히도 평범한 제가 해냈듯이 말입니다.
새로운 인생의 2막을 시작할 수 있는 용기만 있다면
암은 더 이상 사형선고가 아닙니다.

무기력감을 극복하면 된다

부정 - 분노 - 타협 - 우울 의 긴 터널을 잇다

누구나 '암'이라는 단어를 처음으로 맞닥뜨리게 되면
받아들일 수 없는 현실을 부정하며 고개를 젓습니다.
'아닐 거야. 뭐가 잘못된 거야. 그럴 리가 없어.'
저 역시도 처음 암 진단을 받았을 때
믿을 수가 없어 몇 번이고 되물었습니다.
'아닐 수도 있죠? 다시 한 번 봐주세요. 그럴 리가 없어요.'

다음은 분노.
'왜 하필 나에게 이런 일이 생긴 거지?'
'내가 살면서 무슨 잘못을 했기에 이런 일이 생긴 거지?'
스스로에게 묻고 또 묻게 됩니다.

그리곤 타협.
'이번만 낫게 해주면 앞으로는 올바른 삶을 살겠다' 며
자신이 믿는 신을 향해 타협을 시도합니다.

마지막 우울의 단계에 이르면
가족은 물론 모든 사람과의 만남을 피하게 되고
병에 대한 두려움과 극심한 공포로 우울증에 시달리게 됩니다.

참으로 무서운 일이지만, 암 환자들의 경우 대부분
이러한 감정의 변화를 겪습니다.
그리고는 마침내 '암' 이라는 단어를 받아들이게 됩니다.

사실 본인에게 맞닥뜨린 상황을 부정하고 저항하며
두 손 놓고 원망과 분노, 자괴감으로 시간을 보내는 것처럼
어리석은 일은 없습니다.
가능한 앞으로 일어날 수 있는 최악의 상황을 생각해보고
하루 빨리 오늘의 현실을 받아들여야 합니다.
그리고 지금의 상황을 이겨낼 방법을 적극적으로 찾아야 합니다.

아는 것이 힘이다!

얼마나 빨리 자신이 처한 상황을 받아 들이냐에 따라,
어느 정도 자신의 병을 공부하고 치료 방법을 연구하냐에 따라
건강한 삶으로 향하는 첫 걸음의 무게와 질이 달라지게 됩니다.

하지만 환자의 '무기력' 감보다 더 무서운 것은 '조급함' 입니다.
'급할수록 돌아가라' 는 옛말을 꼭 명심해야 합니다.
급한 마음에 무턱대고 절제술을 하거나 방사선,
항암 치료에 들어간다면
돌아올 수 없는 강을 건널 수도 있으니까요.

물론 병증이나 환자 본인의 특성에 맞는 치료는 반드시 필요합니다.
의사가 제안한 치료법도 꼼꼼히 따져야 합니다.
별다른 고민도 없이 항암치료에 몸을 맡기는 것도,
본인의 고집만을 앞세워 자연치유법만을 고집하는 것도,
그 어떤 것도 정답이 될 수는 없습니다.
암은 A=B라는 식의 정답만이 존재하는 병이 아니니까요.

암 치료에는 정답이 없습니다.
그만큼 다양하고 무궁무진한 치료방법이 존재한다는 얘기입니다.
지구상 누구도 동일한 유전자를 갖고 있는 이가 없는 것처럼
암 치료 역시 환자 제각각의 병증과 체질에 맞는 치료가
시행되어야 합니다.

무기력하고 무능한 환자가 아닌
적극적이고 치밀한 치료의 주체가 되어야 하는 이유가 바로
이것입니다.
아는 것이 힘입니다.
아는 만큼 병을 극복하기 쉬워집니다.
자신만의 로드맵을 반드시 만들어
자신이 해낼 수 있는 체력과 한도 내에서
철저히 계획하고 실천해 나가야 합니다.

이 책을 쓰게 된 이유는 다음의 다섯 가지입니다.

첫째, 직접 경험한 암 극복 과정을 상세히 알리고 싶었으며
둘째, 치유과정에서 알게 된 암에 대한 정보를 통해
셋째, 구체적인 치유방법을 설명하고
넷째, 암을 통해 새 삶을 살게 된 이야기를 전하고
마지막으로 살수 있다는 희망을 주고 싶었기 때문입니다.

1장, 마른하늘에 날벼락

2010년 3월 첫 증상을 시작으로 같은 해 6월 비호지킨 림프종 2기 진단을 받은 후 산속 한의원으로 들어가 치료했던 과정이 설명되어 있습니다.
이후 몇 번의 고비 끝에 항암치료를 병행했던 시간들, 요양병원에서 지내며 시행했던 자연 치유 과정이 빠짐없이 기술되어 있습니다.
첫 증상부터 완치에 이르기까지 모든 시간을 함께 보실 수 있습니다.

2장. 암 치료를 위해 환자와 보호자가 알아야 할 것

평소 잘 알지 못했던 암에 대한 기초적인 지식과 수많은 병원에서 시행되는 각종 검사에 대한 위험성을 논하고 있습니다.
이를 위해 암 환자에게 보다 확실하고 검증된 치료와 진단에 대한 해법을 이야기하고자 합니다.

3장. 치료의 시작

산속 민속한의원과 남양주 에덴요양병원에서 몸소 실천했던 자연치유 요법이 설명되어 있습니다.
맨발걷기, 풍욕, 냉·온욕, 붕어운동, 모관운동, 합장합척 운동, 등배운동, 손목발목 펌프운동, 숯파스 치료로 진행된 자연요법과 반신욕, 족욕, 황토찜질, 직불쬐기, 쑥뜸으로 실천한 온열요법, 암 환자의 생명 연장을 위한 식이요법은 물론 긍정적인 생각을 기반으로 한 웃음 치료, 자연치유요법의 핵심인 효소요법 등 직접 시행한 다양한 치유요법을 보여드리고자 합니다.

4장. 다시 일어설 수 있었던 힘의 원천

암 치유 과정을 통해 알게 된 암에 대한 적극적인 대응방안과 암 재발을 막기 위해 달라진 일상생활의 모습을 담았습니다.
특히 암 치유과정에서 환자가 가져야할 생각과 삶에 대한 태도를 돌아봄으로써 새롭게 시작될 또 다른 인생을 채워나가는 방법을 이야기하고 있습니다.

5장. 암을 극복한 사람들의 특성

암 진단 이후 모든 치료 과정에서 궁금했던 사실을 모아 구체적인 질문과 답변 형식을 통해 설명하고 있습니다.
대다수의 암 환자들이 갖는 궁금증은 물론, 일반인도 알면 도움이 되는 암에 대한 기본 지식과 수술, 의사에 대한 궁금증까지 보다 직접적인 질문을 통해 명쾌한 답변을 드리고자 합니다.

대한민국행복건강부부강사 1호
곽희정·이형복 씀

| 차례 |

| 서문 | 걱정 말아요. 암이 사라졌어요!   6
| 이야기를 시작하며 | 세 번의 아픔   12

1장
마른하늘에 날벼락

1. 받아들이기 힘든 현실 ·· 37
2. 믿을 수 없는 비호지킨 림프종 2기로 판정받다 ·· 40
3. 절망의 선고 ·· 46
4. 전문가를 찾아 산속에 들어감 ·· 50
5. 16개월간의 투병생활에 종지부를 찍다 ·· 68

2장
암 치료를 위해
환자와 보호자가 알아야 할 것

1. 암, 궁금하죠?‥77
2. 보호자가 알아야 할 것은?‥88
3. 환자가 받아야 하는 검사 신중해야 한다‥96
4. 암 치료 정말 가능한가?‥105

치료의 시작

1. 자연요법‥117

우리 몸 안에는 의사가 있다고 합니다‥117

몸과 마음을 자연의 시계에 맞추다‥119

반박할 수 없는 인체 과학의 원리를 이용하다‥125

2. 온열요법‥133

'생명온도' 유지가 핵심이다‥133

'안전성'과 '향상성'으로 암세포를 죽인다‥135

'온열'로 암을 다스린다‥137

3. 식이요법‥140

치료과정의 첫 번째는 '식이요법'에 있다‥140

암 환자의 40%는 영양실조로 목숨을 잃어요‥142

몸에 좋은 것만 찾아 먹지 마라‥144

나쁜 음식을 피하는 것이 우선이다 ·· 148

4. 독소빼기 ·· 151

암 치유의 새로운 대안 '디톡스'에 있다 ·· 151

영양과 해독, 두 마리 토끼를 잡다 ·· 153

식이요법이라는 밥상 위에, '디톡스'라는 국을 얹다 ·· 155

5. 효소요법 ·· 158

효소가 곧 '생명'이다 ·· 158

효소, 무엇을 어떻게 먹느냐가 중요하다 ·· 160

효소 단식으로 '비움'을 실천하다 ·· 162

6. 정신요법 ·· 168

나는 그저 웃었을 뿐이다 ·· 168

'1분의 마법'으로 몸과 마음을 치유하다 ·· 170

지구상에 존재하는 유일한 '만병통치약' ·· 172

다시 일어설 수 있었던 힘의 원천

1. 확신을 통해 갖게 된 '온전한 채움' ·· 177
2. 선물처럼 주어진 '인생의 2막'을 채우다 ·· 179

3. 나를 돌보지 않은 지난날의 무책임을 꾸짖다 ·· 182

4. 웃으며 감당하는 자, 울며 절망하는 자 ·· 189

5. 암과의 동행을 통해 자유를 얻다 ·· 193

5장
암을 극복한 사람들의 특성

암, 똑똑하게 알고 현명하게 대처하는 법 ·· 202

(1) 암에 걸리기 쉬운 체질이나 성격이 따로 있나요? ·· 202

(2) 암은 왜 재발이 많은가요? ·· 203

(3) 면역력과 암은 무슨 관계가 있나요? ·· 204

(4) 면역력을 진단하는 방법이 따로 있나요? ·· 205

(5) 면역력을 높이기 위해서는 어떻게 해야 하나요? ·· 207

(6) 면역력을 높이려면 어떤 식습관을 가져야 하나요? ·· 209

(7) 운동과 면역력은 어떤 관계가 있나요? ·· 211

(8) 몸이 따뜻해지면 좋다고 하는데, 족욕은 어떤 효과가 있나요? ·· 212

(9) 웃는 것만으로도 면역력이 높아지나요? ·· 213

(10) 나을 수 있다는 믿음이 암 치료에 정말 효과가 있나요? ·· 214

(11) 암 판정을 받은 후, 의사가 수술을 권하면 어떻게 해야 하나요? ·· 216

(12) 만일 수술하기로 결정했다면 언제 하는 것이 좋나요? ·· 217

(13) 암이 전이되었을 때는 수술 받지 말아야 하나요? ·· 218

(14) 좋은 의사는 어떻게 알 수 있나요? ··219

(15) 의사의 도움 없이도 암을 나을 수 있나요? ··220

(16) 통증 때문에 사용하는 모르핀은 어떻게 해야 하나요? ··222

(17) 항암제는 어떤 경우에 쓰는 것이 바람직한가요? ··223

(18) 어떤 경우에 방사선 치료를 받아도 되나요? ··224

(19) 유방암 치료에 사용하는 호르몬제는 안전한가요? ··225

(20) 암에 걸리지 않으려면 어떻게 해야 하나요? ··227

|**맺음말**| 병마와 싸워 집에 가고 싶었다   236

1장

마른하늘에 날벼락!

1. 받아들이기 힘든 현실 37
2. 믿을 수 없는 비호지킨 림프종 2기로 판정받다 40
3. 절망의 선고 46
4. 전문가를 찾아 산속에 들어감 50
5. 16개월간의 투병생활에 종지부를 찍다 68

행복한 삶

곽희정

한번 뿐인 삶에서
행복은 선택이 아니라 필수입니다.

우리는 행복한 삶을 살아야 할
권리와 의무를 동시에 가지고 있습니다.

내가 행복해야 가정과 사회가 행복해지고
행복한 세상이 만들어 지는 것입니다.

불행할 이유를 찾지 마세요.
행복한 삶을 만드는 지혜를 찾으세요.

자신이 하는 일에 자부심과 긍지를 갖는 사람은
어디서나 우뚝 서고 불행 끝 행복 시작의
드라마가 펼쳐집니다.

부부란 상대방의 부족한 점을 깨워 주는 사람입니다.
우리 모두 협력하여 아름다운 삶을 살도록 노력합시다.

1

받아들이기 힘든 현실

하얀 목련이 눈부시던 봄날

2010년 3월, 하얀 목련꽃 향기가 포근하게 내리던 날.
개나리의 함박웃음이 눈이 시리도록 따뜻했던 날이었습니다.
잠자리에서 일어나 부어오른 목을 감싸 안고 있으니
남편이 다가와 목을 마사지 해줍니다.
오후가 되었는데도 목의 통증이 가라앉지 않아 병원에 갔더니
갑상선이라 목이 부어 아픈 거라며 약을 처방해 주었습니다.
지어준 약을 먹으니 통증은 이내 가라앉았습니다.

며칠 후, 목의 통증이 다시 시작되었습니다.
귀도 잘 들리지 않습니다.
아픈 목과 귀를 부여잡고 동네 병원으로 향했습니다.
약을 먹으면 목도 좀 가라앉은 것 같고 괜찮아지는 듯 했으나
갈수록 약을 먹을 때만 일시적으로 목이 가라앉는데다가

귀도 물이 찬 것처럼 먹먹해졌습니다.

그렇게 두어 달의 시간이 훌쩍 지나갔고
반복되는 통증과 불편함 때문에 인근 병원으로 발길을 옮겼습니다.
병원의 담당의사가 그동안의 증상을 듣더니
"암일 확률이 높으니 조직검사를 해보자" 합니다.
순간 너무 놀라 아무 생각도 나지 않았습니다.
내가 할 수 있는 건,
남편 얼굴만 멍하니 바라보는 것 밖에 없었습니다.
정확한 검사를 위해 마취도 없이
코 속의 조직을 세 차례나 떼어내고 다음날 CT를 찍었습니다.

결과가 나오기를 기다리던 일주일은 우리에게 폭풍 전야와
같았습니다.
서로의 얼굴만 바라보며 아무런 말도 하지 않았습니다.
'암은 아닐 거야. 우리가 얼마나 열심히 몸 관리 잘하고
건강하고 행복하게 살아 왔는데, 아닐 거야'
멈춰버린 듯 시간이 그렇게 흘렀습니다.

2010년 6월 12일.

"비호지킨 림프종 2기입니다.
입원하시고 항암치료 시작하셔야 합니다."
무서운 암 조직이 몸속에
그것도 3개씩이나 있다는 사실이 믿기질 않았습니다.
병명조차 생소한 비호지킨 림프종 2기.
우리 몸의 면역을 담당하는 림프절 혹은 림프기관에서 발생하는
암이 림프종임을 나중에야 알 수 있었습니다.
믿기지 않는 의사의 말에 우리는 서로의 눈조차
마주보지 못했습니다.
눈물도 나오지 않고 한참을 그렇게 앉아 있다가
남편에게 물었습니다.

"여보, 어떻게 할까요?"
"글쎄……."

2

믿을 수 없는 비호지킨 림프종 2기로 판정받다

고요하고 차디찬 남극의 눈처럼

코와 양쪽 귀, 세 곳에서 종양이 발견되었지만
수술은 불가능했습니다.
워낙 복합적인 부위였고 얼굴이었기 때문입니다.
방법은 단 한 가지. 항암치료뿐이었습니다.
하지만 우리는 항암치료의 위험성을 너무나 잘 알고 있었기에
선뜻 답을 하지 못했습니다.
남편은 고민에 찬 얼굴로 말없이 생각에 잠겼습니다.
제일 가까운 친정아버지와 가깝게 지냈던 군선배가
항암치료를 하다 돌아가신 모습을 봐왔기 때문에
'항암치료하면 죽는다' 는 생각이 우리를 지배하고 있었습니다.

남편이 군대 생활하면서 터득한 일 중 하나는

크고 중요한 일 일수록
두 번, 세 번 크로스 체크해야 한다는 것이었습니다.
혹시나 하는 마음에 더 큰 유명한 병원으로 찾아갔습니다.
골수 검사, 혈액 검사, PET, 폐 시트 등
정밀 검사 과정을 또다시 거쳐야 했습니다.
우리는 바람 한 점 없고,
고요하고 차디찬 남극의 눈처럼
'다른' 결과만을 조용히 기다렸습니다.
'부디, 오진이기를…'

2010년 6월 29일.
면도날처럼 예리한 눈을 가진 여의사가 입을 열었습니다.
"비호지킨 림프종 2기입니다.
코에 한군데, 양쪽 귀에 한군데씩 3개의 조직이 있습니다.
바로 입원하셔서 항암치료 하셔야 합니다."

"선생님, 저희는 자연을 찾아 산으로 가겠습니다."
"보호자는 가만히 있으시고 환자가 말씀하세요.
환자분이 결정하신 건가요? 항암치료 하셔야 합니다."
바람을 가르는 칼날처럼 뇌리에 박혀왔습니다.

"선생님이 제 아내를 살릴 수 있습니까?"

남편의 반격에 의사의 얼굴색이 완전히 변했습니다.
"보호자는 가만히 계시라니까요. 환자가 결정한 겁니까?"
남편은 격앙된 목소리로
"선생님이 제 아내를 책임질 수 있습니까" 되물었습니다.
메아리처럼 진료실을 오고가던 대화의 끝자락에
"하시다 막히시면 오세요!"라는 말로 우리를 내보냈습니다.

말없이 병원 문을 나서던 남편의 어깨에는
서러움과 불안함, 막막함이 묻어났습니다.
'암에 걸리게 해서 미안해요.'
내 손을 꼭 쥔 남편의 두 손이 그렇게 말하고 있었습니다.
일단 자연요법을 해보고
힘들어지면 병원을 다시 찾아오겠다고 말은 했지만
믿을 수 없는 현실에 가슴은 먹먹하기만 했습니다.
나에겐 이제 암을 받아들이고
어떻게 치료할지 선택하는 길 밖에 남아있지 않았습니다.

나는 내 인생에 불청객처럼 암이 찾아왔음을 받아들이고
그 불청객을 쫓아내기 위한 싸움을 시작해야 했습니다.

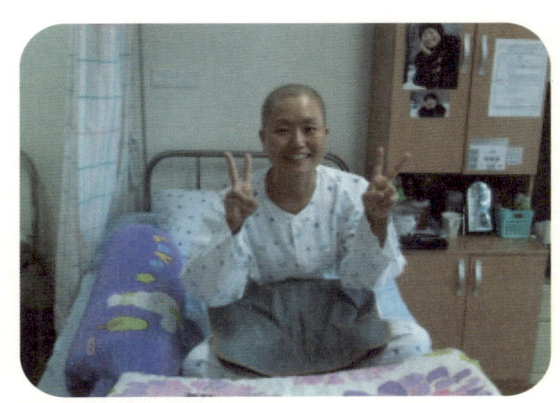

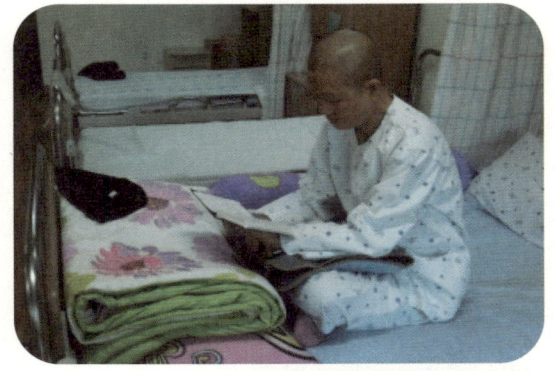

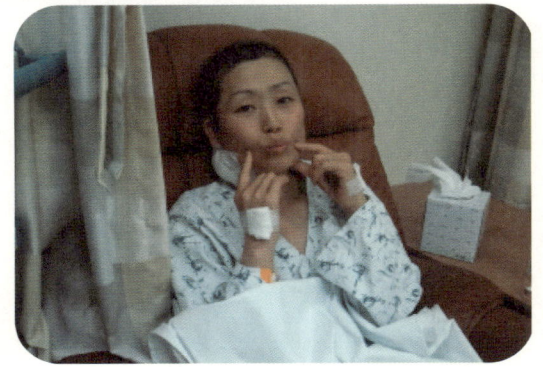

항암 2차 치료 중에서

비호지킨 림프종 (non-Hodgkin's lymphoma) 이란?

비호지킨 림프종은 면역세포인 B세포, T세포 또는 자연 살해 세포(NK cell; natural killer cell)에서 기원하는 림프구 증식 질환이며, 단일 질환이 아닌 이질성 질환의 집합체이다. 우리나라 전체 악성림프종의 95.6%를 차지하며, 미만성 큰B세포 림프종이 41.3%, 결절외 변연부 B-세포림프종이 18.4%, 결절외 NK/T세포 림프종이 6.1%, 주변 T세포 림프종이 5.8%로 흔하다.

비호지킨 림프종은 호지킨림프종과 비슷하게 림프절을 침범하며, 림프절 이외에도 간, 폐, 골수, 피부, 위장관계, 뇌척수액 등 온 몸에 침범할 수 있다. 또한 온 몸에 나타날 수 있으며, 종양이 어디로 진행될지 예측하기 어렵다. 비호지킨 림프종의 아형(subtype) 중 우리나라를 포함한 동양에서 흔히 발생하는 결절외 NK/T세포 림프종은 코 속으로 침범할 수 있으며, 때로는 입천장 천공을 동반하기도 한다.

발병위치는 림프절(목 림프절, 빗장위 림프절, 겨드랑이 림프절, 종격 림프절 등)을 비롯한 전신(간, 폐, 골수, 피부, 위장관계, 뇌척수액 등)에서 나타날 수 있다.

림프종은 몸의 면역체계를 형성하는 림프계에 악성종양이 생기는 질환으로 대체로 북미, 유럽, 호주 등에서 흔히 발생하는 암이다. 한국에서 1년에 암으로 숨지는 사람 6만 명 가운데 900여 명은 악성

림프종 환자이고, 암으로 인한 사망률 기준으로 10대 암에 포함되어 있다.

정확한 원인은 알려져 있지 않지만 면역기능이 저하된 환자들에서 잘 발병한다는 점과 비호지킨 림프종의 조직검사에서 특히 엡스타인-바 바이러스(Epstein-Barr virus)가 발견되는 점을 미루어 볼 때, 면역기능이 저하된 상태에서의 바이러스 감염이 영향을 미치는 것으로 추정된다.

비호지킨 림프종은 림프절이 붓는 증상 이외에 위장관계를 침범하여 복통, 출혈 증상이 나타날 수 있으며, 코 속을 침범하여 코막힘, 코피 등의 증상이 나타날 수도 있다. 비만이 비호지킨 림프종의 위험도를 높인다는 연구 결과가 있기는 하지만, 현재까지 예방할 수 있는 방법은 없다.

출처 〔서울대학교병원 의학정보〕

3

절망의 선고

마지막 가족사진

최종 암 진단을 받았던 2010년 6월 29일은
8년 동안 회장을 맡으며 우리 부부가 이끌어 오던
대한민국 ROTC 24기 고양파주지회 도혼식 행사가
가족 모임으로 열리는 날이었습니다.
참담한 심정을 부여잡고 집으로 돌아와
가장 좋아하는 한복으로 갈아입고
여느 때와 다름없이 행사를 이어갔습니다.

행사 중간 가족사진을 찍는 시간.
딸의 모습이 보이질 않았습니다.
행사장 구석에 참담한 얼굴로 있던 딸은
엄마의 얼굴을 차마 볼 수 없다며
서러운 눈물을 감추지 못했습니다.

"딸아, 이 사진이 우리의 마지막 가족사진이 될지도 모르겠구나.

그러니 웃는 얼굴로 함께 해줄 수 있겠니?
오늘처럼 건강한 엄마의 모습을 못 볼 수도 있으니
사진이라도 남겨 놓자. 부탁한다. 딸아"

눈물을 훔치고 뒤돌아서 사진을 찍었던 그날,
우리 가족은 가슴으로 울고 또 울었습니다.
마지막 의식처럼 그날의 행사를 의연하게 마치고
우리는 천국의 준비 여행을 위해
소풍 가기 전 날의 즐거운 마음으로 떠날 채비를 시작했습니다.

2010년 7월1일.
필요한 모든 것을 다 준비했는데도 자꾸 뒤를 돌아보게 됩니다.
부족한 것은 왜 이리도 많은지, 빠진 것은 없는지
지금 나서는 이 문으로 다시 돌아 올 수 있을지
하염없이 눈물이 쏟아졌습니다.
그렇게 우리는 완주 모악산에 위치한 민속한의원으로
천국의 준비 여행길에 올랐습니다.

산이 가까워질수록 우리는 말이 없어졌고
무거워진 마음에 창밖을 묵묵히 바라보았습니다.
나에게 주어진 오늘의 현실을 견뎌내야 하는 시간이
점점 다가오고 있었습니다.

아내에게 보내는 글

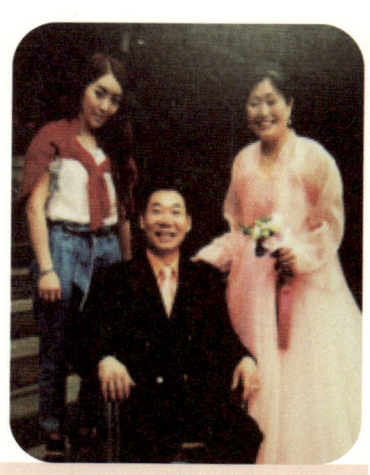

이형복

여보, 당신을 세 번 씩이나 아프게 해서 미안해.
솔메 세 살 때 교통사고, 마흔 살 넘어 어렵게 가졌던
늦둥이 유산. 그리고 암 투병생활.

왜 당신이 아파야 돼?
내가 아파야 되는데!
못난 남편을 만나서 아프기나 하고…
여보, 미안해!

여보! 나는 행복했어!
신혼여행을 수백 번이나 다녀왔으니까!

투병생활 내내 하루하루 신혼여행을 떠나는 기분으로
애틋하게 살았으니까!

몸무게가 24킬로그램이나 빠지고
기도가 막혀 숨도 제대로 못 쉬면서
내 등에 업혀 신혼여행을 떠났을 때,
에덴동산에 올라 벤치에 앉아 당신이 하던 말과 웃는 모습.
"햇살이 참 따뜻하고 포근하다."
그 웃는 모습이 마지막일지도 모른다는 생각에…

여보! 고마워요!
내가 이 자리에 서서 당신에게 편지를 쓸 수 있게 해줘서.
퇴원 후 더 열심히 살아가는 당신의 모습에 박수를 보냅니다.
투병생활 때 다짐했던 암의 고통과 체험을 전달해서
행복하고 건강한 이웃을 만들자던 우리들의 사명이
하나하나 이뤄지고 있어.

그리고 요즘 당신에게 짜증내고 소홀했던 점, 미안해.
우리 죽는 날까지 서로의 미소를 그리워하며 살아갑시다.
여보! 사랑합니다!

4

전문가를 찾아 산속에 들어감

항암치료를 거부하고 자연치료를 선택하다

완주 모악산 산속 민속한의원에서의 첫날.
홀로 앉아 생각에 잠겼습니다.
오늘 내가 여기에 있는 것은 그동안 음식점을 운영하면서
너무 바쁘고 정신없이 살았으니
좀 쉬었다 가라고 병을 통해 휴식을 주신 거라고.
세상 생활 잠시 잊고 몸 치료에 힘쓰다 보면
4개월 정도 후에는 내 몸속의 독소가 다 빠져나가
새로운 몸과 마음으로 산속을 나갈 수 있을 거라고.

갑자기 몸에서 전율이 흐르고 힘이 솟아나기 시작했습니다.
욕심을 버리고 바보처럼 생활하기로 마음을 먹고
면역력이 약해진 몸을 건강하게 만들기 위해
해주는 밥을 먹으며 어린아이와 같이 시키는 대로

치료에 열중했습니다.

새벽 6시에 기상해 맨발로 돌밭 길을 걸어 올라가
산속 정자 앞에서 신나게 춤을 추기도 하고, 포크댄스도 추면서
땀이 나도록 흔들어 대며 노래도 부르고 실컷 웃고 내려옵니다.
꿀맛 같은 아침 식사를 마치고 의사선생님과 면담을 합니다.
"오늘도 근심 걱정 따위는 다 던져버리고
어린아이가 되는 생활을 하라"는 말씀을 듣습니다.
침을 맞고, 쑥찜을 하고, 찜질방을 오가며 즐거운 시간을 보냅니다.

점심 식사 후엔 계곡에서 음이온을 마시며 책도 읽고
병상일지를 쓰며 자연인으로서의 생활을 즐깁니다.
낮잠 시간을 잠시 갖고 단전호흡을 하면서
체조, 스토리텔링을 통해 많은 이들과 이야기를 나눕니다.
간단한 운동 후 저녁 식사를 마치면
참나무로 때주는 불 아궁이 앞에서 직불체험을 시작합니다.
고구마, 감자를 구워먹으며 도란도란 이야기꽃을 피우고 난 뒤
족욕을 즐기고 잠자리에 듭니다.
한여름에도 방 온도를 25도로 올려놓고
온몸으로 흐르는 땀을 닦아가며 잠을 청했습니다.

암이 제일 싫어하는 열, 웃음, 긍정의 마음을

숨 쉬듯, 놀이를 하듯
바보스러울 정도로 그렇게 실천에 옮겨갔습니다.

첫 번째 죽을 고비를 넘기고

모악산 산속으로 내려와 바보가 되어
어린아이와 같이 계산하지 않고, 지어주는 밥 먹으며
다람쥐 쳇바퀴 돌 듯 일정표에 맞춰 즐겁게 생활한지
한 달여가 지났을 때입니다.

오른쪽 귀에 물이 찬 듯 먹먹한 느낌이 들고
온 몸에 열이 오르기 시작했습니다.
열을 내리기 위해 갖가지 방법을 다 동원했지만 소용이 없었고
39도에 이르는 고열과 두통은 계속 되었습니다.
몸에서 암모니아 가스 냄새까지 독하게 났습니다.
병원에 다녀오라는 한의원 선생님의 말씀을 듣고
급하게 전주시내 이비인후과를 찾아가 응급치료 후
서울 00병원으로 급히 달려갔습니다.
그렇게 모악산에서의 산속 생활은 40여 일을 넘기지 못했지만
모든 치료의 근간이 되었습니다.

8월 13일.

종양이 터져 귀를 막고 있는 고름을 빼내기 위해 튜브를 끼웁니다.
중이염 치료를 병행했더니 다시금 정상체온으로 돌아왔습니다.
한시름 놓고 있는데 종양 내과 담당 선생님께서
오후부터 당장 항암치료를 시작하자 하십니다.
"죄송합니다. 항암치료는 하지 않겠습니다."
단호한 저의 말을 들으시던 담당 선생님이 불같이 화를 내십니다.
"항암 치료하러 온 것 아닙니까?
이대로 항암치료를 받지 않으면 살 가능성이 없습니다."
"저는 귀가 먹먹하고 열이 올라 치료차 왔습니다."
"그럼 퇴원하세요."
화가 난 의사선생님의 말씀을 뒤로하고 발걸음을 옮겼습니다.
응급상황에 대비해 서울 근교에서 대체요법을 하리라 마음먹고
남양주에 있는 에덴요양병원으로 곧바로 입원 절차를 밟았습니다.

벌떡 일어나는 오뚝이처럼

8월 19일.

다시 자연의 품에 몸을 맡기는 치료가 시작되었습니다.
6시 기상에 이어 가벼운 산책을 한 뒤
아침체조와 포크댄스를 추는 것으로 하루가 시작됩니다.

8시. 한 시간 동안의 긴 아침 식사를 합니다.
그리고는 마음이 맞는 환우들과 짧은 산행을 다녀옵니다.
점심을 먹고 비파치료, 족욕, 수치료, 배 찜질, 숯 파스 붙이기를 합니다.

비록 항암치료가 아니더라도
암을 치료하는 과정은 고통스러웠습니다.
숯 파스로 치료를 할 때는 온몸에 파스를 붙여야 했는데
그것을 떼어내는 과정이 너무 힘들어
샤워기를 틀어놓고 울부짖으며 해야 했습니다.
생활하는 중간에도 암은 끊임없이 나를 괴롭혀서
머리가 너무 아파 약을 먹지 않으면 잠조차 들지 못할 정도였습니다.
그럼에도, 그 시간들을 소중하고 감사하게 받아들였습니다.

다양한 치료 시간 중 가장 좋아했던 시간은
웃음 치료 시간이었습니다.
재미있는 이야기와 애절한 삶의 스토리를 나누며 서로의 마음을 열고
노래 부를 시간이 되면 가장 먼저 나가 노래를 부르고
시간을 즐기고 마음을 훨훨 놓아줍니다.
근심걱정을 하지 않기 위해, 그리고
나를 즐겁게 하는 모든 일에 일등으로 앞장서는 열정을 보였습니다.

그 무렵, 3인실에서 1인실로 쫓겨나는 일이 있었습니다.

코에 암이 있는지라 무호흡 현상과 코골이가 심해
같은 방을 쓰던 환우들이 불편해 했기 때문이죠.
1인실에서의 생활은 편안함을 주는 대신 적적함을
안겨다 주었습니다.
각종 정보나 이야기를 나눌 상대가 없어 아쉬웠지만
'이 또한 즐기리라' 생각하며 치료를 이어나갔습니다.
식사 시간에는 "이 음식을 먹고 나면 면역력이 쑥쑥 올라가
암세포를 다 잡아먹을 거야" 하고 중얼거리며
긍정의 힘을 스스로 북돋았습니다.
"벌떡 일어나는 오뚝이가 되자!"
하루에도 수십 번씩 스스로에게 말을 건넸습니다.

하지만 아무도 없이 혼자 있던 밤 시간은 너무나 외로워서
매일같이 와주는 남편을 학수고대하며 기다려야 했습니다.
낮 동안 추어탕집 일을 하고 밤이면 나를 위해 달려와 주던 남편은
고단한 내색하나 없이 밤마다 나와 고스톱을 쳐주며
나를 어떻게든 기쁘게 해주려고 노력해 주었습니다.
나중에 안 사실이지만,
이기면 마냥 즐거워하던 내 모습을 보려고
매번 져주는 센스를 발휘했다고 합니다.
그렇게 한 달여의 기간 동안
요양병원에서 진행되는 일과와

생활습관개선 치료를 정성을 다해 실천해 나갔습니다.

희망으로 다시 시작하다

자연속에서 몸을 맡긴 채 생활하던 어느 날,
심한 두통과 함께 진통이 찾아왔습니다.
진통제나 해열제가 없으면 견딜 수가 없었고
몸에서 암모니아 가스 냄새가 점점 심하게 나기 시작했습니다.

9월 29일.
머리 MRI를 찍은 결과,
오른쪽 귀의 종양이 없어진 것을 알게 되었습니다.

희망이 생겼습니다!
"할렐루야! 감사합니다."
눈물어린 감사함의 기도로도 우리의 기쁨은
말로 다 표현할 수 없었습니다.

그렇게 온 몸에 힘을 얻어
다시 한 번 자연치유 요법을 선택해 치료를 이어나갔습니다.
몸속의 독을 빼내기 위해 식사 대신 과일 단식에 들어갔습니다.

보식 기간에도 과일 위주의 식사를 이어나가며
최대한 소식을 해나갔고,
차콜 패드를 얼굴, 목, 가슴, 등 뒤쪽에 하루 1통식 붙여가며
몸속 독소를 제거하기 위한 사투를 이어나갔습니다.
다른 환우들에게 피해를 줄 정도로 몸에서 썩은 악취가 이어져
눈물 나게 서럽고도 힘든 치료를 이겨내야 했습니다.

콧속의 종양이 녹아내려 코를 막으니 입으로 숨을 쉴 수밖에 없었고
목이 부으니 식도가 막혀 식사조차 할 수 없게 되었습니다.
밤에 잠을 자는 중에도 코에서 핏물이 줄줄 새어나와
작은 휴지통 가득 핏물을 받아내야 했습니다.
이 무렵 나의 몸은 말 그대로 최악의 상태였습니다.
당시 직접 간병을 해주시던 시어머니께서는 핏덩어리를 보시더니
"애야, 네가 이제 살아나는구나.
네 몸에서 핏덩어리가 나온다는 것은
암이 빠져나가는 거란다" 하시며 너무 기뻐하셨습니다.

핏덩어리가 빠져나가던 그해 10월은 혹독한 고통의 시간이었습니다.
시어머니와 병원 옆 산속에 마련한 텐트에서 자고 오는 남편의
한결같은 사랑과 보살핌 덕에 매 순간을 견뎌낼 수 있었습니다.
'지금 몸에서 일어나는 일들은
몸속의 나쁜 피가 빠져나가는 과정에서 생기는 것이니 걱정 말라' 며

위로해주시던 시어머니.

애타고 절박했던 시간들.

나는 나중에서야 두려움과 고통이 사무쳤던 그 과정들이
잘못된 생활습관으로 인해 생긴 불순물이 몸에서 빠져나가는
대청소 기간이었음을 알게 되었습니다.

이 또한 지나가리라
•

이 무렵, 냉·온욕 치료를 매일 해나갔습니다.
1분씩 찬물과 더운물을 오가기를 7번.
치료가 끝나면 옷을 입을 힘조차 없어
의자에 앉아 울다가 기어서 간신히 침대에 올라가곤 했습니다.

하지만 나는 내 몸이 원하는 일을 하고 있었기에
힘들고 고통스러운 이 과정들도 언젠가는
지나갈 것이라 믿었습니다.
 '나는 살 수 있다. 나는 반드시 낫는다'
흔들리지 않는 확신으로 언제나 자신만만했습니다.
지금 나의 고통은 순산하기 직전 산모의 아픔일 것이고,

큰 기쁨을 얻기 전에 오는 고통은 당연히 견뎌야 한다고 생각했습니다.

'조금만 더 참아내자!
대부분의 여성들이 자연분만을 하듯
항암제 없이 자연친화적인 방법으로 암 덩어리가 쏟아져 나오는 것이다.'
바위처럼 단단한 확신과 절실한 믿음은 결코 동요되지 않았습니다.

앞산을 뒷산으로 옮긴다는 성경 말씀처럼
긍정의 에너지는 강력한 정신력으로 뿜어져 나왔습니다.
이미 정답은 나와 있다!
단지 그 과정을 지켜보는 것이다!
호랑이한테 물려가도 정신만 똑바로 차리면 살 수 있다!
정신만 똑바로 차리면 암 환자도 살아날 수 있다!
그렇게 말입니다.
치료의 힘든 과정도 결코 우울해 하지 않았으며,
매일 매일의 시간을 밝고 씩씩하게 웃으며 보냈습니다.

그렇게 또 한 달의 시간이 지나갔습니다.
목젖이 부어오르고 물을 마시기도 힘든 상태가 되자
식사대신 환자식 음료로 끼니를 대신하는 경우가 대부분이었습니다.
밥다운 밥 한번 먹지 못해 몸무게가 24킬로그램이나 줄어들게 되었고,
상태의 심각성이 가족들에게 전해지면서

나의 죽음을 예견하는 말과 눈치들이 오고 가고 있었습니다.
그런 상황에서도 항암치료를 시작하지 않는 남편을 향한
친정식구들의 다그침은 점점 심해져 갔습니다.

죽음을 목전에 두고, 다시 일어서다

11월 19일.
우리부부는 마지막일지도 모르는 3일간의 신혼여행에 나섰습니다.
당시 운영하고 있던 추어탕집을 잠시 닫고
요양병원에서 둘만의 특별한 시간을 갖기로 한 것입니다.
남편은 3일 동안 둘이 하고 싶은 거 다 하자며
야윈 나를 업고 동산에 올라 햇볕도 쬐고
도란도란 얘기도 나누며 달콤한 신혼의 시간을 보냈습니다.
병마와 사투를 벌이던 순간이었지만,
나의 마음만은 세상 어느 때보다 행복했습니다.

11월 20일.
남편과 차로 이동하다가
목이 부어 호흡을 못하는 상황이 발생했습니다.
생각만 해도 아찔했던 순간들.
응급실에서 목에 호스를 꽂고 있을 당시, 상태가 너무 심각하자

남편은 친구, 친인척들에게 연락을 했고
모두들 달려와 내 모습을 보고 울면서 돌아갔습니다.
당시 죽음 직전의 상황이었지만 정신만은 또렷했습니다.
하지만 나의 멀쩡했던 의식과 달리 몸 상태는 말이 아니어서
장례라도 치를 듯 날짜를 예견하는 가족들의 모습이
눈앞에서 실제로 펼쳐지고 있었습니다.
우린 암이 녹아 코와 기도를 막은 것이라 생각하고
기도만 확보되면 나을 수 있다는 확신 속에서 자연치료와
항암치료를 병행 하기로 하였습니다.

11월 22일.
결국 나는 항암치료를 받아들이기로 마음을 먹었습니다.
저희 부부는
자연치유 요법에 대한 믿음이 확실했기 때문에
응급실에서 항암 치료를 한다는 각서를 자신있게
쓰게 된 것입니다.

이틀 뒤, 나의 1차 항암치료는 시작되었습니다.
비록 항암 치료는 시작했지만
자연치유를 멈추지 않겠다는 결심으로 긴급 상황만 면하고
며칠 뒤 다시 요양병원으로 재입원을 했습니다.
지금껏 해왔던 자연치유 패턴은 그대로 유지하면서

항암 주사를 3주 간격으로 맞으며 양쪽의 치료를
병행해 나갔습니다.

항암과 대체요법을 병행하다

첫 번째 항암치료 일주일 후,
계속된 구토증상으로 식사가 어려워지기 시작했고
체력은 바닥으로 떨어지기 시작했습니다.
예상대로 항암주사의 부작용은 정말 무서웠습니다.

"모든 증상들이 명현반응이라는 것을 알았으면서도
왜 그 순간을 견디지 못했을까? 왜 조금 더 참지 못했을까?"
때늦은 후회도 해보았지만
의사에게 몸을 맡기겠노라 각서까지 써놓은 상태였기에
항암치료는 계속 해나가야 했습니다.

이왕 이렇게 된 거 다시 한 번 해보자!
내가 누군가. 이대로 물러설 내가 아니지.
밥상에 나온 야채를 손수건에 짜서 야채 주스를 입에 넣어 주시며
반드시 이겨낼 수 있다며 힘을 주시던 시어머니의 보살핌 속에
식욕은 조금씩 회복되었고,

현미밥으로 누룽지를 만들어 식사를 힘들어 했던 환우들과
먹을 수 있는 기쁨을 나누며 하루하루를 보냈습니다.

12월17일.
세수를 하고 머리를 빗으니 머리카락이 한주먹씩 빠집니다.
손에 쥐어진 한 움큼의 머리카락을 30분간 멍하니 바라봅니다.
거울에 비친 내 모습이 무서워 차마 쳐다볼 수가 없습니다.
손톱과 발톱, 피부도 새까맣게 변해버렸습니다.
몸무게는 44킬로그램까지 줄어들었고
몸에서는 말로 표현할 수 없는 독한 냄새가 진동했습니다.
살아도 사는 게 아니었습니다.

항암제 약이 이렇게 사람을 피폐하게 만드는구나.
기계도 함부로 쓰면 고장이 나듯,
그동안 일에 파묻혀 나 자신을 사랑하지 못하고
절제하지 못한 결과구나.
북받쳐 오르는 알 수 없는 기분이 나를 움직일 수
없게 만들었습니다.
지난 삶을 돌아보고 회개하며 말없이 눈물만 흘렸습니다.

즐기고, 미치고, 비워라
•

항암 2차 치료를 받고 얼마 뒤,
근처 요양병원으로 잠시 거처를 옮기고
혼자만의 힘든 싸움을 계속해 나갔습니다.

이 순간을 즐기자.
이 순간에 미치자.
이 마음을 비우자.

짧은 산책길에서 시와 노래가사를 외우며 기쁜 생각만
하기로 다짐했습니다.
1시간씩 고주파 통에 들어가 치료하고
족욕, 풍욕, 붕어운동, 모관운동, 합장합척, 등배운동을 꾸준히 하며
매 시간을 가장 신나고 즐거운 시간으로 만들어 갔습니다.

병원에서는 남편 별명이 노란들통이었지요.
왜냐하면 노란들통에는 매일 남편이 먹기 좋게 만들어다 주는
오리백숙과 추어탕, 야채스프, 현미차를 매일 정성과 함께 가져와
영양소를 보충하고 몸에 해로운 음식은 먹지 않으려 애썼습니다.

나는 희망을 포기하지 않았습니다.
나는 살 것이다!

나는 곧 나을 것이다!
나는 암을 이길 수 있다!
나는 행운아다!
나는 건강하다!
나는 행복하다!
절대 긍정, 절대 희망의 마음가짐을 가진 채
믿음의 끈을 놓지 않았습니다.
매일 암과 싸우는 삶 속에서도
씩씩하게 병상일지를 써내려갔고, 운동도 멈추지
않았습니다.

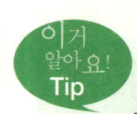

요양병원, 똑똑하게 알고 선택해 가자!

항암 치료를 받을 때 환자는 육체적·심리적으로 극심한 고통에 시달린다. 이때 암 환자 전문 요양병원이 대안이 될 수 있다. 병원의 특성상 전문적인 보살핌을 받을 수 있을 뿐 아니라 같은 병을 앓고 있는 환자들과 지내면서 심리적인 안정을 찾을 수도 있기 때문이다. 하지만 어떠한 기준으로, 어느 곳을 선택해야 할지 난감한 경우가 많아 적지 않은 시간을 소비하기도 한다. 보고 들은 기준이 아닌 암 환자로서 직접 겪었던 경험을 토대도 조금이나마 도움이 되었으면 한다.
다음은 요양병원을 선택할 때 반드시 점검해야 하는 사항이다.

첫째, 환자의 건강 상태와 치료 단계를 고려하여 환자에게 우선적으로 필요한 서비스를 제공하는 병원을 찾아야 한다.
현재 전국에 1,516개의 요양병원과 19,918개의 요양원, 31,190개의 재가요양센터가 있다. 이 가운데 암 전문 요양병원은 200개 정도로, 사설 요양원은 정확히 그 수가 파악되지 않고 있다. 환자에게 맞춤으로 모든 것을 제공하는 곳은 찾기 어려운 실정이므로 현재 환자에게 가장 필요한 서비스가 무엇인가를 파악해 선택하는 것이 좋다. 예를 들어, 방사선 치료를 받고 있는 환자라면 매일 병원 치료를 받아야 하므로 병원과의 거리와 교통 편의성이 가장 우선시되어야 할 것이다. 항암 치료 중이라면 음식 섭취를 잘 할 수 있는 곳, 즉 음식이 입에 맞는지를 먼저 확인해야 한다. 저염식 채식만을 제공하는 병원은 사후 관리를 위해 식습관을 바꾸는 환자에게 안성맞춤이지만, 고단백 식사가 필요한 항암 환자에게는 맞지 않을 수 있기 때문이다.

둘째, 환자가 마음 편하게 지낼 수 있는 분위기인지 미리 확인해야 한다.

입원하기 전 환자와 가족이 함께 방문해 보고 현장에서 식사도 하면서 분위기를 파악해야 한다. 요양병원은 환자가 치료나 회복을 위해 장기간 머무는 곳이므로 집처럼 편안한 분위기에서 지낼 수 있어야 한다. 가족들의 경우에는 한적한 산속에 위치한 곳이 빠른 쾌유에 도움이 될 거라 생각하지만 환자는 가족과 멀리 떨어져 유배지에 온 것과 같은 기분을 느낄 수 있으므로 충분한 대화와 이해가 필요하다.

일부 요양병원의 경우, 특정 종교를 표방하면서 신앙생활에 참여할 것을 권유하는 경우가 종종 있다. 환자의 종교와 다를 경우 정신적 부담을 느낄 수 있으므로 환자가 직접 방문해 선택하는 것이 바람직하다.

셋째, 요양병원에서 제공하는 편의 시설이나 프로그램의 내용도 꼼꼼히 살펴본다.

대부분의 요양병원은 도심에서 벗어나 멀리 외곽에 자리 잡고 있다. 따라서 갑작스럽게 열이 나거나 응급상황이 발생하면 대응 가능한 의료진이나 환자 이송 수단이 있는지 반드시 점검해야 한다.

환자들이 지내면서 자연스럽게 암에 대한 많은 정보를 얻게 되지만 병원에서 체계적으로 공부하고 최신 정보를 알려주는 교육 프로그램이 있다면 더욱 좋다. 가족이 방문했을 때를 대비해 잠깐이라도 함께 시간을 보낼 수 있는 편의시설이 있는지, 명상이나 웃음 치료 등과 같이 정신적인 위안을 줄 수 있는 프로그램이 있는지 알아보는 것도 매우 중요하다.

5

16개월간의 투병생활에 종지부를 찍다

모두의 노력으로 이뤄낸 '기적'

항암 치료 3차 후,
그리도 꿈꿔왔던 3박4일 간의 일본 여행을 가게 되었습니다.
우려와 걱정을 뒤로 하고 떠난 여행길에
몸은 비록 힘들었지만
한 번씩 밀려드는 자유함을 숨 쉬듯 느낄 수 있었고
마음에 생기가 돌곤 했습니다.
집에서 만들어간 현미 누룽지를 먹으면서도
마냥 좋았고 행복했습니다.

야위어진 몸을 이끌고 3박4일의 일정을
밝은 얼굴로 웃음 지으며 함께하려 노력했던 나를 본 벗들은
뒤돌아서서 안타까움의 눈물을 훔치곤 했습니다.
불가능할 것 같던 나의 투병 중 여행은

고통으로 지쳐있던 나에게 큰 활력으로 다가왔습니다.
그렇게 나는 항암주사와 대체요법을 병행하며
점점 생기를 되찾았습니다.

2011년 4월 5일.
3주 간격으로 지속되었던 항암치료를 4차까지 받았던 날.
일주일전 받았던 PET 검사 결과를 기다리는데
담당 선생님께서 믿기지 않는다는 표정으로 말씀하십니다.
"더 이상 몸에서 종양이 보이지 않네요.
이런 사례는 본 적이 없습니다."
"정말인가요? 정말 암이 다 없어진 건가요?"
믿을 수 없어 묻고 또 물었습니다.

우리보다 더 기뻐하시며 연달아 악수를 청하시던 선생님과
주체할 수 없는 기쁨과 감사의 마음에
하염없이 눈물을 흘렸던 남편과 가족들.
그렇게 우리 모두는 한마음이 되었습니다.

"이 불쌍하고 벌레만도 못한 저를 옳은 방향으로 인도해주시고
이 암을 통해 더욱 성장하게 하시고, 치료해 주셔서 감사합니다.
이 마음 변치 않고
이 세상 끝날 때까지

이런 고통과 아픔을 겪고 있는
힘들게 투병하는 환우들에게 조금이나마 힘이 되며 살겠습니다.
하나님, 사랑합니다. 고맙습니다."

기적이었습니다.
아니, 우리 모두의 노력이었습니다.
고맙다고, 이겨내 주어서 고맙다고.
남편은 끝내 말을 잇지 못했습니다.
그렇게 나와 우리 모두를 괴롭혔던 암은
단 10개월 만에 내 몸에서 사라졌습니다.

소망에 비례하는 노력과 열정으로

그리고 다시 6개월 동안의 산중 생활에 들어갔습니다.
당시 나의 몸은 항암의 후유증으로 피부는 까맣게 변해버렸고
몸무게도 평상시보다 24킬로그램이 빠져있는 상태였습니다.
가족들과 남편은 몸에 남아있는 항암독도 빼자며
공기 좋은 곳에서 요양하기를 원했습니다.
1년여의 병원 생활 동안 만만치 않은 돈이 들어갔기에
6인실로 방을 옮기고 병원의 다양한 치료를 병행하며
오늘을 마지막처럼 최선을 다해 살았습니다.

마지막 한 점까지 훌훌 털어내고
다시 건강해지기 위해
소망에 비례하는 노력과 열정으로 최선을 다해 살았습니다.
그렇게 항암치료와 대체요법을 병행하며
나는 암으로부터 자유로워질 수 있었습니다.

이 일로 항암치료가 무조건 나쁘다는 선입견을 버릴 수 있었고
대체요법을 통해 몸의 독소를 빼내는 것이
얼마나 중요한지도 알 수 있었습니다.

겪어보니, 암 치료에는 정답이 없었습니다.
사람마다, 증상마다 다 다르니까요.
하지만 항암치료보다 더 중요한 것은 철저한 몸 관리였습니다.
항암치료를 견뎌낼 만큼 체력이 뒷받침되고, 면역력도
강해야 했으니까요.
"먹을 수 있는 건 무조건 먹자!"
남편이 항암치료기간 동안 늘 입에 달고 살았던 말입니다.
'암환자는 굶어 죽는다'는 말이 괜히 있는 말이 아니었습니다.
암환자에게 '먹을 수 있다'는 것은
'살아 있다는 것'과 같은 의미였습니다.

2011년 10월 6일.

드디어 나는 암과 영원한 작별인사를 했습니다.
암 선고 후 16개월 만에
무섭고 어두운 긴 터널을 빠져나와 집으로 돌아왔습니다.

병원 근처 산속에 텐트를 치고 춥고 무서운 밤을 견디며 함께 해준 남편과
우울증에 걸려 천마리의 학을 접으며 엄마를 기다리던 딸의 기다림 속으로.
그러한 모두의 간절한 바람과 치열한 노력들이
꿈이 아닌 현실로 나를 돌아오게 했습니다.
그리고 지금 이렇게,
건강한 모습으로 감사하며 하루를 살아가고 있습니다.

나의 손을 끝까지 붙들고 이끌어 주었던 남편에게 이 말을 전합니다.
고마워요! - 암을 완쾌하게 도와줘서
미안해요! - 당신과 살면서 세 번이나 크게 아파 힘들게 해서
사랑합니다! - 이 생명 다할 때까지
당신의 꼬리로 동반자로 지혜롭게 살게요.

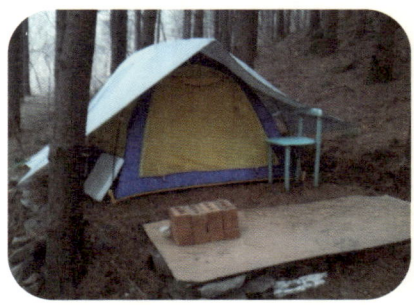 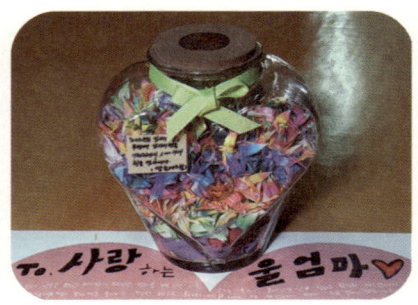

_ 산 속에서 남편의 생활과 딸이 접은 천 마리의 학

남편에게 띄우는 편지

사랑하는 당신께!
여보!
우리가 처음 만난 날, 기억하세요?
85년 나는 대학 2학년 때 여고동창 열 명과 함께,
대학 4학년이던 당신은 배드민턴 코치를 하던 회원들을
모시고 남이섬으로 야유회를 왔었죠.

우리가 족구 할 때 당신이 심판을 봐준다고 말을 걸어와
친해지게 되었고 헤어지면서 저에게 애프터를 신청했었죠.
다음날 광화문 봉쥴 다방에서 우리의 첫 만남.
ROTC후보생 정복을 입고 나온 당신의 깔끔하고 듬직하고
멋있었던 그 모습에 마음이 흔들렸고,
사범대 체육교육학과라고해서 더욱 마음이 통했던
것 같아요.
저는 고등학교 3년 동안 체육부장만 했었거든요.

그렇게 인연이 되어 7년을 연애하고

제가 27살, 당신이 29살 현역대위 때 결혼을 했죠.
귀여운 외동딸 낳고 남들이 부러워하는 닭살부부로
행복하게 잘 살게 해준 거, 이 자리를 빌려 고마움을
전하고 싶어요!

당신에 대한 내 마음을 3행시로 표현할게요.
'고' 고마워요!
암이 완쾌되게 도와줘서!
'미' 미안해요!
당신과 살면서 세 번이나 크게 많이 아파 힘들게 해서
'사' 사랑해요! 이 생명 다할 때까지 당신의 동반자
꼬리로 지혜롭게 따를 게요!

여보!
사랑해요!

2장

암 치료를 위해 환자와 보호자가 알아야 할 것

1. 암, 궁금하죠? 77
2. 보호자가 알아야 할 것은? 88
3. 환자가 받아야 하는 검사 신중해야 한다 96
4. 암 치료 정말 가능한가? 105

:

암의 치료는 물론 병의 진단을 위한 과정에서 받게 되는
암 진단 검사법이 실제로는 부정확하며,
건강에 해로운 경우가 많다는 불편한 진실을
알고 있는 사람은 그리 많지 않습니다.
암의 조기발견을 위해
화학요법과 방사선 노출로 실시되는 검사들이
때로는 잘못된 판정을 내리기도 하고,
심지어 이 검사의 과정 자체가
암을 일으키는 원인으로 작용하기도 한다는 것입니다.
암 검진을 위해 받는
대부분의 화학적이고 물리적인 검진은 암의 예방을 위해서라도,
이미 암 진단을 받은 경우라면
암의 재발과 확산을 막기 위해서라도 자제할 필요가 있습니다.

1

암, 궁금하죠?

인체 시스템의 오작동이 암을 만든다

암이 생기는 근본적인 원인은
비정상적인 세포가 암세포로 작용하기 시작할 때
이를 암으로 발전하지 못하도록 제거하는 기능,
즉 면역기능에 문제가 생겨 발생하는 것입니다.

매일 우리의 몸에서는
수십만 개의 암세포가 새롭게 만들어지고 있는데
면역 기능이 제대로 발휘만 되면 문제될 것이 없습니다.
끊임없이 생겨나는 암세포가 전부 암으로 발전되지 않는 것은
비정상적인 암세포를 면역 체계가 없애버리기 때문입니다.
때문에, 어떤 이유로든 면역 체계가 제 기능을 해내지 못하면
암세포는 계속해서 자라나는 기회를 얻게 되고
결국 무한대로 확산되어 건강을 망가뜨리게 되는 것입니다.

물론 면역 체계가 제 기능을 다하고
몸에 해를 입히는 화학적인 물질이 쌓이지 않으며
독성 물질이 계속해서 유입되지 않는다면,
암은 없어질 수 있습니다.
하지만 이 조건이 갖춰지지 않을 경우,
암세포는 계속해서 자라나게 되고
그 수가 늘어나 결국 종양으로 발전하게 되는 것이지요.

사실 우리 몸은
놀라울 정도로 완벽한 시스템으로 만들어져 있습니다.
우리 몸의 세포는 애초 우리에게 봉사하도록 만들어졌으며
일정한 기간이 지나면 스스로 소멸하도록 되어있는 것이지요.

하지만 일부 세포는
이 시스템을 따르지 않고 무한 증식을 해나가게 되는데
여기에는 명백한 원인이 있습니다.
완벽하게 만들어진 고유의 시스템을 따르지 않고
암세포로 자라날 수밖에 없는 '환경'이 분명히 있는 것입니다.
이러한 입장에서 보면
암은 결국 시스템 운영의 '오작동'에서 오는
결과라고 말할 수 있습니다.

하지만 우리의 몸이
'적절한 조건' 과 '상황' 만 갖추어진다면
스스로 암을 물리칠 수 있도록 설계되어 있다는 사실을
아는 이들은 많지 않습니다.
대부분 그 '적절한 조건' 이 무엇인지 조차 모릅니다.
암이 무섭고 고통스러운 병인 것은 맞습니다.
하지만 어느 날 갑자기 생긴 질병은 아닙니다.
우리 몸의 '사용 설명서' 를 숙지하지 못해 생기는 만성질환이자,
개개인의 살아가는 환경이 만들어낸 '생활 질병' 인 것입니다.

환경 독소와 생활환경이 암을 만든다

결과적으로 암세포는
정상적인 세포가 병원균이나 독성물질 등
세포의 건강을 해치는 원인으로 인해 나쁜 세포로 바뀐 것입니다.
암세포도 건강한 세포처럼 증식하는 기능이 있는데
면역계의 영향에서 벗어나 분열하고 불어나면서
암성 종양으로 만들어 지게 됩니다.

어떠한 이유로든 암세포에 강력한 힘이 주어지면
몸 곳곳으로 확산되고 전이되어

다른 기관까지 공격하게 되는데
보통 5년에서 10년 이상의 긴 시간이 걸립니다.
무서운 일이지만,
암 환자의 대다수는 암 때문이 아니라
암세포가 전이되는 과정에서 목숨을 잃게 됩니다.

사실 암을 일으키는 원인은 매우 다양하고 포괄적입니다.
많은 전문가들은 농약을 비롯한 항생제, 인공 성장호르몬,
각종 오염 등으로 인한 환경 독소와
식생활과 생활 방식의 변화 등을 암의 원인,
즉 면역 체계 약화의 주요한 요인으로 꼽습니다.

이 같은 사실은
역사적인 기록과 미라로 남은 시신을 통해 알 수 있는데
오염되지 않은 환경 속에서
자연 그대로의 음식물을 섭취했던 고대에는
암이 존재하지 않았거나 극히 드물게 나타났음을 알 수 있습니다.
당시 생활했던 자연의 환경에는
지금처럼 암을 일으킬 만한 요인이 없었음을 반증하는 것이지요.
암은 인간이 만든 질병이기에
해결할 수 있는 방법이 있으며, 반드시 해결되어야 한다고
말하는 것도 이 같은 이유에서입니다.

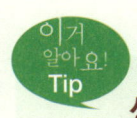
생활 속 발암물질들

1. 자외선 - 자외선은 세포의 노화뿐 아니라 세포속의 DNA를 파괴하고 변형시킨다. 이 과정에서 정상세포가 이상변이를 일으켜 암세포가 될 수 있다. 직접 닿는 피부에서 자외선에 의한 암이 잘 발생하며, 치명적인 흑색종도 포함되어 있다

2. 방사선 - 방사선에 반복적으로 노출이 되면, 노출된 부위의 세포가 이상 변형을 일으켜 암으로 발전된다. 때문에 방사선에 노출되는 검진(CT, PET-CT, 두경부와 유방의 X-ray 촬영 등)은 필요할 때만 선택적으로 받는 것이 좋다.

3. 벤젠 - 매우 독성이 강하고 위험한 화학물질인 벤젠은 백혈병, 골수암과 관계가 있다. 비교적 일상에서 자주 접하는 물질이며 약품, 플라스틱, 인조 고무합성 등의 원료로 사용된다.

4. 석면 - 광물성 섬유인 석면은 주로 마찰재, 흡음재, 건축재 등으로 사용된다. 석면 먼지에 오랫동안 노출되면 진폐증을 비롯한 각종 폐질환에 걸릴 수 있으며, 폐암과 악성중피종 등 심각한 암을 일으킬 수 있다.

5. 그을음 - 검은 그을음도 암을 일으킬 수 있다. 화학품은 물론 목재 등이 탈 때 완전히 연소되지 않은 성분이 남게 되는데, 이들 중 일부는 암을 일으킨다. 발암성 탄산수소와 벤조피렌이 대표적이다.

6. B형 간염 바이러스 - 간암과 밀접한 관계를 가지고 있다. 이는 B형 간염 바이러스로 인해 간염이 생기고 만성 간경변을 거쳐 간암으로 발전하기 때문이다. 백신 접종을 반드시 해야 한다.

7. 벤조피렌 - 화학연료 등의 불완전연소 과정에서 생기는 환경호르몬. 장기간 섭취시 위암을 일으키며 식품의 가열, 조리 과정에서 섭취하는 경우가 많다. 육류를 직접 가열할 경우 많이 발생되며, 직화조리법과 매연을 피해야 한다.

8. 헬리코박터 파일로리균 - 위 점막에 기생하는 기생충으로 위염과 위궤양을 일으키는 원인균이다. 헬리코박터 파일로리균으로 인해 위염이 만성화되면 위암으로 발전할 수 있기 때문이다.

9. 전자파 - 전자파 역시 생활 속에서 많이 노출되는 발암물질이다. 전자파에 오래 노출되면 남성의 경우 전립선암에, 아동의 경우 백혈병 등에 걸릴 위험이 높아질 수 있다.

10. 미세먼지 - 미세먼지 중 디젤에서 배출되는 블랙카본은 1급 발암물질로 지정되어 있다. 장기간 미세먼지에 노출되면 면역력이 급격히 저하되어 호흡기 질환은 물론 심혈관 질환, 피부 질환, 안구 질환 등 각종 질병에 노출 될 수 있다.

〈 국제암연구소(IARC)가 발표한 발암물질과 등급 〉

등급	물질	비고
1군	담배연기, 알코올, 햇볕, 젓갈, 그을음, 엑스선, B형 바이러스, 석면, 라돈, 헬리코박터 파일로리 등 75종	암을 일으키는 것이 확인된 물질
2A군	디젤엔진배출물 등 59종	암을 일으킨다고 추정되는 물질
2B군	납, 나프탈렌, 휘발유, 유리섬유, 커피 등 227종	암을 일으킬 가능성이 있는 물질

암, 어떻게 사느냐가 관건이다

암의 존재는 불과 17세기 무렵에 시작되었습니다.
하지만 200여년이 지난 지금,
81세까지 생존 시 암에 걸릴 확률은 36%에 이르고
남성은 4명중 1명꼴로, 여성은 3명중 1명이 암에 걸릴 수 있다는
국내 통계가 나와 있습니다.
전 세계적으로 볼 때
사망자 8명 가운데 1명이 암으로 목숨을 잃고 있으며
20년 후에는 세계 인구의 40%가
암에 걸릴 수 있다는 전망도 나오고 있습니다.
두 명 가운데 한 명은 암에 걸릴 수 있다는 얘기입니다.
최근에는 젊은 층의 암 발병률도 크게 올라
10년 전보다 2배 이상 많아졌습니다.

과거에는 존재하지도 않았던 질병이
현대에 이르러 사람의 목숨을 잃게 하는
가장 무서운 원인으로 되어버린 것입니다.
때문에 많은 이들이
암을 일으키는 직접적인 요소를 낱낱이 파헤치고
그 위험성을 알리기 위해 끊임없는 노력을 하고 있습니다.
새로운 형태의 각종 화학 산업이 등장하면서

암을 유발하는 물질들이 엄청난 파괴력을 가지고 흘러나왔고,
인간의 몸에 과도하게 축적됨으로써
자연 면역 체계에 문제를 일으키고 있다는 오늘의 현실을 말이지요.
모든 현대인들이 잠재적인 발암물질에
광범위하게 노출된 상황에 직면해 있음을 알아야 하는 것입니다.

암의 원인 중 95%가 환경적인 요인인 만큼
어떻게 태어나느냐 보다 어떻게 사느냐가 중요합니다.
자외선, 방사선, 벤젠, 석면, 그을음, 전자파, 미세먼지 등
각종 환경 독소와 발암 물질을 멀리하고
건강한 식생활을 실천할 때
우리 몸의 완벽한 시스템은 정상적으로 가동될 것입니다.
"미래에는 의사가 인간을 약으로 치료를 하지 않고,
영양을 관리하여 병을 치유하고 예방할 것" 이라는
토머스 에디슨의 말이
수많은 대체의학을 통해 현실에서 이루어지고 있으며,
많은 이들을 살아나게 하고 있습니다.

암이 무섭고 고통스러운 병인 것은 맞습니다.
하지만 불치병은 아닙니다.
정확한 원인 규명과 올바른 선택이 공존한다면
틀림없이 이겨낼 수 있는 '생활 질병' 입니다.

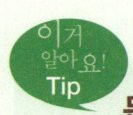

문제는 '병' 이 아니라 '치료법' 에 있다

'암' 은 우리나라에서 과잉 진료가 이루어지는 대표적인 질병입니다. 임종을 앞둔 말기 암 상태에서도 항암제를 투여하는 경우는 비일비재합니다. 암으로 고통 받다가 죽는 것은 '암 때문이 아니라 암 치료 때문' 이라는 주장도 이 같은 이유에서입니다.

사실 우리나라의 과잉 진료는 매우 빈번하게 일어나고 있으며, 국민의 병원 이용률 또한 세계 최고 수준입니다. 이 같은 사실은 전 세계에서 병원 문턱이 가장 낮은 나라중 하나로 꼽히고 있는 것만 봐도 알 수 있습니다. 3,000원만 내면 언제든 전문의를 만날 수 있는 나라. 편의점 가듯 병원 가는 사람들에게 과잉 진료의 폐해는 환자 본인에게 고스란히 돌아간다는 사실을 기억해야 합니다.

(1) 의사는 아파도 병원에 가지 않는다.

감기나 두통, 고혈압, 부정맥, 암 등 다양한 질병의 90%는 의사에게 치료를 받는다 해도 낫거나 회복이 빨라지지 않으며 부작용이나 후유증의 위험도 또한 매우 높다고 합니다. 이 가운데 암의 경우에는 90%가 치료하는 것보다 방치하는 편이 건강하게 오래살 수 있습니다. 항암제가 주는 효과란 결국 암 덩어리를 일시적으로 작게 하는 것일 뿐, 암을 치료하거나 생명을 연장하는 데 도움이 되지 않기 때문입니다.

사실 병원에서 치료를 받다가 생명을 잃거나, 장애가 생기는 일은 종종 일어나곤 합니다. 이는 비단 암에만 해당되는 얘기가 아닙니다. 병원에서 검사나 치료를 받고 수명이 단축되는 일은 수많은 질병 치료의 결과를 통해서도 드러나고 있습니다. 결국 의사들은 환자를 위협해 돈을 내게 할 뿐 아니라 환자의 몸을 상하게 하거나 생명까지 잃게 하는 것입니다.

(2) 병원의 과잉진료에 속지 마라.
일반적으로 흔히 벌어지는 '약의 과잉'은 의사의 과잉 처방과 쉽게 약을 복용하는 환자들로 인해 생겨나는 악순환의 현상입니다. 약이 약을 낳고 그 약 때문에 다른 약을 먹게 되는 약물 과다 복용 현상의 실상은 생각보다 심각한 수준입니다. 양약은 보약이 아니건만, 많은 이들이 밥 먹듯 먹고 있는 이 같은 현상은 자제할 필요가 있습니다. 약의 과잉과 함께 문제되는 것은 '수술의 과잉' 입니다. 혜성처럼 나타났다가 사라진 숱한 치료법 속에서 피해를 보는 것은 결국 환자 자신입니다. 때로는 의사의 말을 듣지 않은 환자의 성과가 좋게 나타나듯, 의사의 지시를 무조건적으로 따르기보다 자신의 몸이 원하는 소리에 귀 기울이는 것이 좋은 해결책이 될 수도 있습니다. 의료에 있어 첨단을 따라 간다는 것은 상당한 위험을 안고 가는 것과 같아서 반짝이는 데 혹하지 말고 우리의 몸을 위해서라도 길게 보는 안목이 중요합니다.
'검사의 과잉' 또한 큰 문제입니다. 고가의 영상 장비를 들여놓은 병원입장에서는 기계를 활용하기 위해 더 많은 검사와 시술을 권하게 되고, 이로 인해 과잉 진료의 싹이 트게 되는 것입니다. 중요한 사실은 검진이 모든 병을 다 밝혀내는 요술망치는 아니라는 것입니다.

털어서 먼지 안 나오는 사람 없고, 검진해서 이상 안 나오는 사람 없습니다. 찾으면 찾을수록 나오지만, 정작 필요한 것은 못 찾고 대수롭지 않은 것만 찾아내는 경우도 많습니다.
조기진단과 조기 치료 때문에 암 환자가 증가하고 있는 현상 또한 과잉 검사로 인해 나타나는 현상중 하나입니다. 너무 잘 찾아내고 너무 센 치료를 쏟아 부어 건강한 세포마저 병들게 됨으로써 암을 더욱 키워내는 결과를 가져올 수도 있음을 알아야 합니다.

(3) 치료를 위해서는 환자 자신이 공부해야 한다.
만일 지금까지 병에 대해 의사의 말만 믿고 따랐다면, 생각을 전환해 의사를 의심하고 스스로 본인의 병에 관해 찾아보고 생각하는 습관을 가져야 합니다. 의사에게 살해당하지 않는 방법을 습득해 자신의 것으로 만들어 무의미한 죽음에서 자신을 지킬 수 있도록 해야 하는 것이지요.
대부분의 암환자가 암으로 고통스러워하다가 죽는 것은 암 때문이 아니라 암 치료 때문입니다. 하지만 의사는 무조건 암 때문이라고 말합니다. 어디가 좋지 않다는 의사의 말만 듣고 서둘러 치료를 하게 되면 그만큼 수명이 단축될 수밖에 없습니다. 책이나 인터넷을 통해 의학정보를 찾아보려고 노력하고 알아간다면 그러한 실수는 더 이상 일어나지 않을 것입니다. 나의 생명, 나의 몸, 나의 인생은 하나뿐이며, 이를 대신해 줄 것은 아무것도 없다는 사실을 기억해야 합니다.

출처 〈의사에게 살해당하지 않는 47가지 방법 / 의사는 수술받지 않는다 中〉

2
보호자가 알아야 할 것은?

암 진단을 받고 치료를 시작하게 되면
대부분 경제적인 고민에 빠지게 됩니다.
개개인의 상태에 따라 다르겠지만,
어떠한 방법으로든 적극적인 치료가 시작되면
환자 본인은 물론 보호자의 경제적인 활동에
지장을 받게 되는 경우가 많기 때문입니다.

물론 그렇지 않은 경우라도, 치료과정에서 소요되는 비용은
만만치 않아서 가정에 큰 타격을 입힐 수밖에 없습니다.
한번 암에 걸리면 발생하는 각종 항암치료비와 수술비,
입원비, 약제비 등 사용되는 실비보험 비용이 많기 때문에
미리 준비해놓지 않는다면 경제적으로 많은
어려움을 겪을 수 있습니다.
환자 자신과 가족을 위해 대비책을 마련해 두어야 하는 것도
이같은 이유에서입니다.

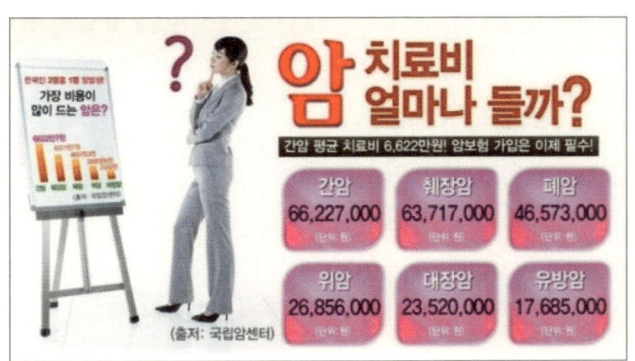

암 보험, 진단금에 주목해야 한다

사실 암 환자에게 암보험만큼 든든한 것도 없습니다.
암 환자가 늘어나는 만큼 암 보험에 대한 수요도 많아져
다양한 보험 상품이 선보이고 있어 선택의 폭도 넓습니다.
암 보험을 준비할 때는 종류별 보장내용을 가장
먼저 살펴봐야 합니다.
회사별로 소액암으로 분류되는 경우도 있고,
고액암으로 구분되어 높은 암 진단금을 받는 상품도 있으므로
가족력이 있는 사람이라면 더 많은 보장을 받기 위해
꼼꼼하게 알아보는 것이 좋습니다.
각 상품별로 암 진단금이 얼마 정도 되는지를
비교견적도 받아보고 가입하는 것이 아주 중요합니다.
다른 보장 내용보다는 진단보험금이 많은 상품을

선택해야 하는 것이 중요하다는 것을 잊지 말아야 합니다.

가능한 보장기간이 100세까지 길고
보험료가 오르지 않는 '비갱신형 상품'으로
가입하는 것이 좋습니다.
초기 금액은 더 저렴하지만 보험료가 오를 수 있는 갱신형보다는
처음 납입료는 갱신형보다 부담되지만 초기 금액이 변동없는
비갱신형이 장기적으로 봤을 때 나을 수 있기 때문입니다.
하지만 사람마다 유리한 상품이 다를 수 있으므로
본인의 상황에 맞도록 선택하는 것이 좋습니다.

조금이라도 젊을 때 가입하면 보험료를 절약할 수 있고,
암보험은 특히 보험료가 해마다 많이 오르는 추세이므로
빨리 가입하는 것이 유리합니다.
여러 개 상품에 가입해도 중복으로 보장이 가능하므로
하나의 상품 혜택이 부족하다고 느낄 경우
한두 가지 상품을 더 가입하여 보완하는 것도
현명한 방법이 될 수 있습니다.

최근에는 암세포가 없어질 때까지 매월 치료비를 받을 수 있는
상품도 선보이고 있어 많은 관심을 받고 있습니다.
실비와 같이 의료비 준비가 되어 있다면 걱정을 덜 수 있지만

그 외에 발생하는 생활비나 비급여 치료비 등은 추가로
준비가 되어야 하는 것이 현실입니다.
통상 가입하는 암 보험은 진단시 최초 1회 한으로 보장받는
암 진단비나, 2년 이후에도 암세포가 남아있거나
재발, 전이된 경우 보장하는 재진단암 등이 있습니다.
보험사에 따라 1년으로 적용되는 곳도 있으니 잘 살펴봐야 합니다.

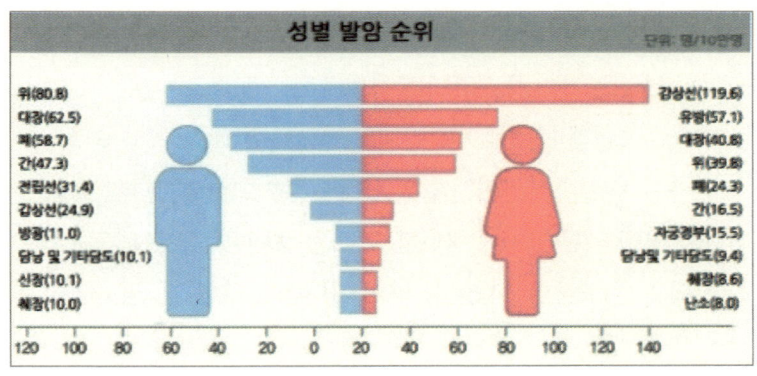

기본 약관, 특약 내용 꼼꼼히 숙지해야 합니다

암 보험에 가입할 때는 기본 약관과 특약 내용을
정확하게 읽어보는 일을 소홀히 해서는 안됩니다.
암보험의 보장개시일은 대부분 가입 일을 시작으로
90일 이후부터라는 사실을 명심하고,
계약 후 1~2년 안에 암 진단을 받으면

보장금액의 50%만 보장하는 상품도 있으니
주의하는 것이 좋습니다.
아울러 기본 약관과 특약사항의 약관을 비교해서 살펴보고
다르게 적용되는 것은 무엇인지 미리 체크해야 합니다.

이미 암 보험에 가입한 사람이라도
보장 내용을 다시 한 번 점검해 볼 필요가 있습니다.
최근에는 암 치료에 오랜 기간 입원하지 않고 치료를 진행하므로
입원 일당은 그리 중요하지 않습니다.
98년도 대법원 판례에도 항암치료, 방사선치료, 절제 수술 등의
세 가지 치료법 이외에는 입원 일당을 주지 않아도 된다는 내용이
나와 있어 입원 일당에 대한 큰 기대는 하지 않는 것이 좋습니다.
저 역시 1,500만원에 달하는 입원 일당금을 받지 못했으니까요.

보험금을 청구할 때는
청구 금액이 많으면 보험사에서 실사가 나와 시간이 소요될 수 있
으니 번거롭더라도 200만원 미만일 때 신청하는 것이 좋습니다.

다양한 정부 지원책, 눈여겨 볼만 합니다

만일 보험을 준비하지 못한 상태에서 암 진단을 받았다면

정부에서 시행하는 다양한 지원책을 적극 활용하는 것도
좋은 방법이 될 수 있습니다.

현재 정부가 진행하는 '중증환자등록제도'는
암으로 진단을 받은 환자를 대상으로
요양급여의 5%만 환자 본인이 부담하는 제도입니다.
보험적용이 되지 않는 비급여는 전액 환자가 부담해야 하는데
이 제도는 암 진단을 받은 병원에서 의료보험공단으로
직접 신청하고, 공단에서는 중증환자등록 접수가 되면
환자에게 확인문자를 발송하거나 직접
공단에서 확인할 수 있습니다.
유효기간은 암 진단을 받은 날로부터 5년까지이며
이 기간 동안 암과 관련되지 않는 질병이나 증상에 대한 치료는
이 제도의 적용을 받지 못합니다.

다음으로 '보건소의 의료비 지원사업'이 있습니다.
보건소에서 매년 국가 암 검진 사업을 시행하는데
만약 검진결과 유방암, 간암, 자궁경부암, 대장암, 위암으로
진단을 받게 되는 경우, 의료비 지원을 받을 수 있으며
대상자는 건강보험료 하위 50%에 해당하는 사람들입니다.
의료비 지원은 매년 최대 200만원 한도(요양급여 200만원),
3년간 연속으로 지원받게 됩니다.

또한 암 검진과는 무관하게 매년 폐암으로 진단받은 환자 중
건강보험료 하위 50% 환자들의 경우에는
100만원씩 3년 동안 의료비를 지원받을 수 있습니다.

보건소에서 담당하는 또 하나의 지원은
기초생활수급자(의료급여 1종,2종) 암 환자에 대한 지원입니다.
의료급여 1, 2종 환자들은 종류와 상관없이 암 진단을 받게 되면
보건소로부터 3년 동안 매년 220만원을 지원받을 수 있습니다.
소아암의 경우 기초생활수급대상자 가정의 환아 뿐만 아니라,
차상위 가정의 소아암 환자들은 치료가 종결 될 때까지
매년 2,000만원의 의료비를 받을 수 있습니다.

〈국가 암 검진 통해 발견한 암에 대한 치료비 지원〉

지원 암종	지원 대상	지원 한도	지원 항목
위암 유방암 자궁경부암 간암 대장암	- 국가 암(무료) 검진을 통해 발견된 암 환자에게 지원 - 건강의료보험 : 월 76,000원 이하 - 지역의료보험 : 월 81,000원 이하	최대 200만원	요양급여 본인 부담금 지원 (최대 3년)

'긴급지원제도'도 눈여겨 볼만 합니다.
수술이나 치료가 필요한 환자에게 최대 300만원까지 의료비를 지원해 주는 제도로 해당구청 사회복지과를 통해 신청할 수 있으며, 원칙적으로 한번만 지원해 줍니다. 동거가족의 소득과 재산기준을 확인한 후 신청이 가능하며 최저생계기준의 150%까지, 동거가족의 모든 금융재산을 합산했을 경우 300만원 미만일 때 신청할 수 있습니다.

3

환자가 받아야 하는 검사
신중해야 한다

암 검사 때문에 암이 생길 수 있다?

암 진단을 받기 전 대부분의 사람들은
몸에 이상 징후를 느끼고 가까운 동네 병원을 찾습니다.
동네 병원에서 진단서를 끊어주면 대학병원이나 대형병원을 찾아가
재진단을 받고 병에 대한 소견을 듣게 됩니다.
이러한 과정에서 첨단 장비가 동원된 각종 검사와 검진을 하게 됩니다.

여기에서 미처 생각하지 못했던 문제들이 시작됩니다.
암의 조기 탐지를 위해서든
예방 차원의 정기검진을 받든 상관없이
최소한 암 검진을 위해 받게 되는 검사의 대부분이
위험하다는 사실 말입니다.

아이러니하게도

암의 치료는 물론 병의 진단을 위한 과정에서 받게 되는
암 진단 검사법이 실제로는 부정확하며,
건강에 해로운 경우가 많다는 불편한 진실을
알고 있는 사람은 그리 많지 않습니다.
암의 조기발견을 위해
화학요법과 방사선 노출로 실시되는 검사들이
때로는 잘못된 판정을 내리기도 하고,
심지어 이 검사의 과정 자체가
암을 일으키는 원인으로 작용하기도 한다는 것입니다.
암 검진을 통해 더 많은 암환자가 생기는
믿기 힘든 현실이 사실상 펼쳐지고 있는 셈입니다.

실제로 암 치료나 진단을 위한 과정에서 발생하는 방사선은
평생 우리 몸 안에 쌓여
암 발생 확률을 높이는 원인으로 작용하게 됩니다.
사진을 잘 나오게 하는 조영제 역시
간이나 신장 등의 장기에 부담을 주고
급격한 면역력 저하를 불러옵니다.

평생 자연광에 의한 방사선에 노출되어 사는 우리의 몸에
관상동맥 CT를 찍는 순간,
가슴 X선 400장을 찍은 것과 같은 양의 방사선에 노출되게 됩니다.

이는 3년간 자연 방사선에 노출되는 것과 같은 양이지요.
심혈관 확장술의 경우,
무려 375~2,850장의 가슴 X선을 찍고
3~23년간 자연 방사선에 강제로 노출되는 상황을 겪게 됩니다.
그야말로 빈대 잡겠다고 초가삼간 다 태우는 일이
눈앞에서 벌어지는 겁니다.

빈대 잡겠다고 초가삼간 다 태운다

유방 엑스선 검사의 위험성은 더욱 심각합니다.
유방암을 예방하고 진단하기 위해 받는 이 검사는
암의 작용 방식이 완전히 무시된 방법으로 진행되고 있습니다.
가슴을 으깰 듯 압박해서 짓누르며 진행되는데
이미 암이 발생한 경우라면
통증은 물론 암 세포가 주변 조직으로 쏟아져 나가
혈류에 유입될 수 있는 위험한 상황을 초래합니다.
설령 이 과정을 통해 유방암이 발견된다 할지라도
이미 암에 걸린 환자에게는
돌이킬 수 없는 결과를 만들 수도 있습니다.
암 덩어리, 즉 혹이 확인되면 누르지 말아야 한다는
의료계의 원칙에 철저히 위배되는 행위가 벌어지는 것입니다.

이처럼 기계적인 압박으로 진행되는 유방 엑스선 검사는
유방암의 일종으로 분류되는
유관상피내암의 원인으로 작용하기도 합니다.
실제로 외국의 경우에는 유방 엑스선 검사가 도입된 이후
유관상피내암의 발병률이 328% 증가했으며,
이 가운데 200%는 검사 과정에서 영향을 받은 것으로 드러나
충격을 주기도 했습니다.

여기에서 중요한 사실은, 유방 엑스선 검사가
물리적인 압박으로 부작용이 발생할 수 있고
촬영 시 돌연변이를 일으키는 이온화 방사선이 사용되고 있으며
가슴 엑스선 촬영보다 1,000배 더 강력한 방사선에 노출되므로
반드시 주의해야 한다는 사실을 말해주는
이가 거의 없다는 것입니다.

남성들을 괴롭히는 전립선 특이항원 검사(PSA)도
별반 다르지 않습니다.
전립선 특이항원의 수치가 높게 나오면 조직 검사를 받게 되는데
이미 암에 걸린 경우에는
검사 과정에서 암세포가 다른 곳으로 확산될 수도 있습니다.
벌이 가득한 벌집을 마구 흔들고 짓누르는 행동과 같아서
암을 찾으려다 암을 키우는 역효과를 불러올 수 있습니다.

심지어 검사의 정확도까지 신뢰할 수 없는 경우가 많은데
생각보다 높은 비율의 거짓 양성 판정을 내리기도 합니다.

대장암 진단을 위한 대장내시경 역시
끊임없는 논란의 대상입니다.
이 검사를 통해 얼마나 확실한 정보를 얻을 수 있는가에 대한
의문과 함께
내시경 이후 생길 수 있는 대장 천공의 합병증,
검사 도구의 위생 상태에 대한 의구심을 정점으로
많은 문제점들이 지적되고 있습니다.

결국 암 검진을 위해 받는
대부분의 화학적이고 물리적인 검진은
암의 예방을 위해서라도,
이미 암 진단을 받을 경우라면
암의 재발과 확산을 막기 위해서라도 자제할 필요가 있습니다.

물론 암이나 특정 질환이 의심될 때에는 부득이 검사가 필요합니다.
하지만 건강검진을 목적으로 하는 CT 촬영이나
암 진행 정도를 확인하기 위한 PET 등의 검사는
가급적 하지 않는 것이 좋습니다.
암 환자의 생존율을 높이기 위해 필수적으로 받아야 하는 검사가

환자의 상태를 더욱 악화시켜 죽음에 이르게 할 수 있다는
무서운 결론에 도달한다면,
여러분은 신중한 선택을 해야 합니다.

건강검진 방사선, 최대 11년치 노출량 넘는 방사선 흡수 가능성 '有'

컴퓨터단층촬영(CT)과 양전자방출단층촬영(PET) 등 개인종합건강검진을 받는 것만으로 상당량의 방사선에 노출될 수 있다는 조사 결과가 나왔다.

김무영 서울의료원 가정의학과 교수 등 연구팀은 전국 건강검진기관 296곳의 검진 항목별 노출량을 조사한 결과 각 기관의 '기본 검진항목'만으로 평균 2.49mSv(밀리시버트)의 방사능에 노출될 수 있는 것으로 나타났다고 밝혔다.

이는 원자력안전법 시행령에서 일반인에게 허용하는 연간 인공방사선 노출량(1mSv)을 넘는 수치이다.

홈페이지에서 각 기관의 검진 프로그램을 찾아 흉부 엑스레이 0.02mSv, 유방촬영술 0.27 mSv, 흉부 CT, 8 mSv, 전신 PET, 7.03 mSv 등 검진항목별 방사선 노출량을 더하는 방식으로 조사한 결과이다. CT 등 건강검진 때 추가로 선택하는 '선택 항목'까지 보태면 건강검진의 방사선 노출량은 더 올라간다.

선택 검진항목을 더한 경우의 방사선 노출량은 평균 14.82mSv에 달하는 것으로 조사됐다.

노출량이 최대 30mSv 이상인 검진 기관은 31곳(10.5%)으로 집계 됐고, 모든 검진항목을 더했을 때 방사선 노출량이 가장 많은 검진 기관의 최대 노출량은 무려 40.1mSv에 이르렀다.

일반인은 자연에서 연간 2.4mSv 정도의 방사선에 노출되는데 우리 국민의 연평균 방사선 노출량은 3.6mSv이다.

건강검진 한 번으로 최대 11년치 방사선에 노출될 수도 있다는 계산이 나온다.

100mSv 이상의 방사선에 노출되면 암에 걸릴 확률이 높아지는 것은 잘 알려져 있지만 100mSv미만 저 선량 방사선 피폭에 대해서는 아직 학계에서 명확한 결론을 내리지 못했다.

다만 연구팀은 "방사선작업 종사자의 방사선 피폭 한계선이 연간 50mSv인 점을 고려하면 개인종합검진의 방사선 노출량이 결코 안전한 수준이라고 할 수 없다"고 주장했다.

방사선 노출량이 가장 많은 검사는 CT로 전체 노출량에서 CT가 차지하는 방사선량이 72%로 가장 높았고 조영술(16%), PET(9%), 엑스레이(3%) 등의 순이었다.

검진 기관이 소속된 병원의 종류에 따라 최대 방사선 노출량에는 다소 차이가 있었다.

대학병원 소속 검진센터의 방사선 노출량 평균이 21.63mSv로 가장 높았고, 검진 전문기관(19.75mSv), 종합병원(100병상 이상) 소속기관(16.61mSv), 병원(30~99병상) 소속기관(7.84mSv) 등이 뒤따랐다.

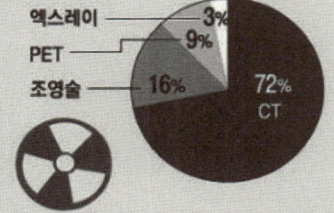

대학병원과 검진 전문기관이 다른 기관보다 CT나 PET를 항목에 포함하고 있어 전체 방사선 노출량이 많아진 것으로 풀이된다.

연구팀은 "일부 폐암 위험군 외에는 CT 검사의 효과는 근거가 부족하고, 전신 PET검사 역시 효용성이 알려진 바 없다"며 "과도한 선별검사는 방사선 노출 문제 외에도 비용, 위양성으로 인한 추가 검사 및 심리적 부담 등 다양한 문제를 일으킬 수 있다"고 지적했다.

이어 "앞으로 방사선 노출에 대한 고려를 포함해 근거기반 검진 프로그램의 확립이 필요하다"고 강조했다.

출처: 2015년 12월21일, SBS funE 연예뉴스팀

의료 방사선에 의한 피폭 줄이는 요령

1. 동일 부위 CT를 한 달 내 재촬영하는 것을 피하라
2. CT로 복부나 흉부 등 여러 부위를 한 번에 검사하는 것을 피하라.
3. 건강검진에서 PET-CT를 찍고 나서 다른 부위 CT 검진하는 것을 자제하라.
4. 의료 방사선이 나오지 않는 초음파나 MRI로 검사를 대체할 수 있는지 물어보라.
5. 자신이 받을 CT나 엑스레이의 방사선 피폭량을 의료진에게 질문하라.
6. 검사가 한 번에 끝날 수 있도록 검사 요령을 미리 숙지하라.

4

암 치료 정말 가능한가?

치료와 예방은 같은 선상에 있다

"암 치료, 정말 가능합니까?"
누군가 이런 질문을 해오면 저의 부부는 이렇게 답을 합니다.
"암을 극복하고 싶다면,
내 몸속에 있는 암 덩어리를 없애는 것을 넘어
더 이상 암이 재발하지 않도록
올바른 삶의 습관을 지켜나가야 한다"고 말이지요.
지금 내 몸속에 있는 암을 없애는 것보다 더 중요한 건
암의 재발을 막아 다시는 그 고통을 겪지 않는 것이라고 말입니다.
그것이야말로 진정한 암의 극복이라고 말할 수 있으니까요.

그렇다면 암을 치료하는 것이 가능하다는 말인가요?
네, 물론입니다.
그러나 여기에는 조건이 있습니다.

암에서 벗어나려면,
암 종양을 없애기 위한 직접적인 증상 치료뿐 아니라
근본적인 원인을 동시에 치유해 나가야 한다는 것입니다.
암은 무엇인지, 어떤 특성을 가지고 있는지,
어떤 환경을 좋아하고 싫어하는지, 무엇을 피하고
어떤 노력을 해야 하는지를 정확히 알고 꼭 실천해야 합니다.

암을 극복하고 건강해진 사람들은 보통
'제 2의 삶', '두 번째 인생'을 살고 있다고 말을 합니다.
이는 죽음의 순간을 이겨내고
축복처럼 주어진 또 다른 삶을 살고 있다는 말이죠,
이전보다 업그레이드 된 삶을 살고 있다는 뜻이기도 합니다.

주목할 점은,
암의 치료와 예방이 같은 선상에 있다는 점입니다.
암을 이겨내기 위해 실행했던 많은 노력과 방법들이
실제로는 암에 걸리지 않도록 하는 예방법이 될 수 있다는 것이지요.
때문에 암에 대처하는 최선의 방법은
암에 걸리지 않도록 하는 환경과 조건을 기본으로 갖춘다는 전제를 둔,
총체적인 생활 방식의 개선이라고 얘기할 수 있습니다.

마음먹기에 달렸다

암에 걸리기를 바라는 사람은 없습니다.
하지만 암에 걸리지 않기 위해
어떻게 해야 하는지는 별 관심을 갖지 않습니다.
누구나 암에 걸릴 수 있는 환경과 조건에서 살고 있음에도 말입니다.
그렇다면 암을 극복하기 위해 어떤 노력을 해야 할까요?

간단히 말하면,
내 몸에 암이 생긴 이유를 알아내고
이겨낼 수 있는 면역력을 키우고, 통증을 잘 다스리며
잘못된 생활 습관으로 인해 쌓인 독소를 없애고
면역력을 저하시키는 원인을 철저히 차단시키는 것입니다.
이 모든 조건에 '나을 수 있다'는 마음의 연결고리를
결합했을 때 비로소 암이 치유될 수 있는 완벽한
조건이 만들어지는 것입니다.

여기에 암이 가장 싫어하는 열, 산소, 웃음을 더해준다면
암은 더 이상 설 자리가 없어질 것입니다.

암의 치료는 '마음'으로부터,
즉 '정신적인 건강'을 가장 큰 원칙으로 합니다.
똑같은 치료 방법과 약을 쓰더라도

반드시 나을 수 있다는 믿음을 가지고 있는 사람과
그렇지 않은 사람의 치료 결과는 하늘과 땅 차이입니다.
'마음먹기에 달렸다' 는 말이 여기에 해당되는 말이지요.
때문에 무엇을 먹고, 어떤 치료를 하느냐에 앞서
치료를 위한 '마음의 준비' 가 되어 있는가를 먼저
짚어보아야 합니다.

암이란, 단순히 육체적인 치료만 해서 나을 수 있는 병이 아닙니다.
나의 몸을 병으로부터 보호하고 낫겠다는 생각과 의지가 시작될 때
나의 손과 발이 함께 움직이고,
몸속의 작은 세포 하나하나까지 영향을 받아
치료의 효과가 극대화되는 놀라운 경험을 할 수 있습니다.
정서적인 불안과 스트레스로부터 자유함을 얻었을 때
비로소 육체가 제 기능을 다하게 되고
건강해질 수 있는 조건에 부합하게 되는 것입니다.

누우면 죽고, 움직이면 산다

그렇다면 이러한 '마음의 건강' 을 토대로
어떤 노력을 해야 할까요?
예로부터 '누우면 죽고 움직이면 산다' 는 말이 있습니다.
우스갯소리로 들릴 수 있지만,

이 말 한마디에 모든 답이 담겨있다 해도 과언이 아닙니다,

자주 언급되는 말이지만
움직이는 것, 즉 '운동'을 하는 육체가 건강한 이유는
운동을 통해 흘리는 땀이
암의 직접적인 원인인 독소를 제거해주기 때문입니다.
마음의 상태, 정서에 영향을 주는
화학물질도 땀으로 없앨 수 있습니다.

특히 운동은 인체의 면역계에도 아주 중요한 역할을 합니다.
전신에 분포되어 있는 약 300만 개의 땀샘은
우리 몸의 자율신경계 조절을 도울 뿐 아니라 체온을 올려주고
항균 작용을 함으로써 건강한 상태를 유지시켜 줍니다.
땀을 흘리는 기능을 통해 건강을 강화시킬 수 있는 것이죠.
물론 본인의 신체적인 조건과 체력에 따라
강도를 조절해 주어야 합니다.

본인이 감당할 수 있는 선에서 몸을 움직여
체내에 공급되는 산소의 양을
최대치로 끌어올려주는 것입니다.
다양하고 적당한 강도의 운동을 통해 체온을 높이고,
몸 구석구석까지 산소를 공급해 세포에 영양분을 줌으로써

해독작용은 물론 면역력을 강화시킬 수 있습니다.

암 종양을 떼어내는 수술을 했거나 항암치료로 인해
견딜 수 없는 통증에 시달리더라도 운동은 반드시 해야 합니다.
땀이 날 정도로 운동하기 힘든 경우에는
가벼운 산책이나 맨손 체조라도 하는 것이 좋습니다.
몸을 움직여 스스로의 힘으로 기초적인 생활을 할 수 있을 때
자신의 몸의 기운을 스스로 북돋아
암도 이겨낼 수 있음을 알아야 합니다.

사실 암 치료에는 '무엇을 먹느냐' 가 참으로 중요합니다.
항암에 가장 중요한 자리를 차지하는 것은 '영양' 이기 때문입니다.
대부분의 암 치료 과정이 식이요법을 중심으로 진행되는 것도
그만한 이유가 있어서입니다.
그리고 식이요법의 중심에는 '효소' 가 있습니다.
면역력과 해독의 비밀은 효소에 있다고 해도 과언이 아닐 정도로
암 치유의 핵심에는 효소가 존재합니다.
많은 의학자들 조차 효소의 중요성은
'아무리 강조해도 지나치지 않는다' 고 말합니다.
효소는 우리가 먹는 음식에 생명을 부여하기 때문입니다.
암을 이겨내기 위한 식이요법에 반드시 고려되어야 합니다.

암 치유의 핵심에는 효소가 있다

암을 치유하는 데는 너무나 많은 방법이 있습니다.
암을 극복할 수 있는 해결책이 그만큼 많다는 말이기도 합니다.
'암 치료가 가능하냐'는 그 간단하고도 어려운 질문에
많은 설명 과정이 필요한 까닭은
그만큼 암이라는 존재가 무섭고도 고통스러우며
다양한 병증으로 나타나기 때문입니다.
하지만 여기서 말할 수 있는 결론은 '치유할 수 있다' 입니다.
다만 '어떻게' 라는 방법이 남아있을 뿐이지요.

'암 치료가 가능하냐'는 질문에 '그렇다'고 답하고선
'운동' 과 '효소' 라는 단어만을 던져놓는 이유는
다른데 있지 않습니다.
움직일 수 있어야 무엇이든 할 수 있습니다.
반드시 낫는다는 믿음으로
자연 요법이든, 온열요법이든, 정신요법이든
그 무엇이든 간에 환자 스스로 움직여
모든 것을 해낼 수 있을 때 극복할 수 있습니다.

효소 또한 마찬가지입니다.
수없이 많은 식이요법을 동원한다 해도

효소가 없는 음식은 생명이 없는 죽은 음식과도 같습니다.
때문에 효소와 운동은
암 환자에게 있어 뼈와 관절과도 같은 맥락입니다.
가장 기본이 되는 뼈대에 관절을 더해
과학적이고 근거 있는 단단한 살을 붙여 암을 극복해 가는 것입니다.

나을 수 있다는 확신을 가지고
의사만큼 나의 병에 대해 공부한 뒤
자신에게 맞는 치료 방법을 선택해 정면 승부를 하셔야 합니다.
그리하면 반드시, 여러분의 믿음대로 되어질 것입니다.

암을 죽이는 NK세포

암 환자의 면역 체계를 강화시키고 이를 활성화 시키면 암세포의 증식을 막을 수 있습니다. 최근에는 암 환자의 혈액에서 채취한 림프구를 배양한 뒤 인공적으로 증식시키고 공격력을 강화해 다시 체내에 주입하는 방법을 많이 사용하고 있는데, 이른바 면역 요법, 림프구 요법이라 불리는 치료법입니다. 이 치료법은 암을 죽이는 인체고유 세포인 NK세포(Natural Killer cell)를 통해서 이뤄지게 됩니다.

바이러스에 감염된 세포나 암세포를 직접 공격해 없애주는 이른바 '자연살해세포'라고 불리는 NK세포는 암세포의 발생과 전이, 증식을 막는 것은 물론 암의 재발을 막아주는 중요한 역할을 해내고 있습니다. 실제로 우리 몸에서는 정상세포가 끊임없이 암세포로 바뀌는데 암 면역세포인 NK세포가 새로 생긴 암세포를 구석구석 찾아내고 파괴해 줍니다. 특히 항암제에 내성이 강한 암까지 효율적으로 제거해준다는 연구결과가 나오면서 차세대 항암치료제로 주목을 받고 있습니다.

하지만 이러한 NK세포도 나이가 들면 노화되거나 약해져 힘을 잃게됩니다. 노년층에서 암이 많이 발생하는 이유도 이 때문입니다. 웃음치료가 NK세포 활성화에 큰 도움을 준다는 사실이 잇따라 밝혀지면서 많은 의료기관에서 암 환자에 대한 병행 치료로 응용하고 있습니다. 충분한 수면 또한 큰 도움이 되는데, 뇌 속에 있는 멜라토닌이 면역력을 높여주기 때문입니다.

여러 가지 영양소를 골고루 섭취하는 것도 매우 중요합니다. 자연 음식에서 섭취하는 비타민 A, C, D, E가 좋은데, 특히 비타민 D는 NK세포의 활성화에 큰 도움이 됩니다. 과격한 운동 보다는 적당한 운동이 효과적이며, 긍정적인 마음으로 스트레스를 없애는 생활 습관을 갖는다면 암 예방과 치료에 많은 도움이 될 것입니다.

3장
치료의 시작

1. 자연요법 117
우리 몸 안에는 의사가 있다고 합니다.
몸과 마음을 자연의 시계에 맞추다
반박할 수 없는 인체 과학의 원리를 이용하다

2. 온열요법 133
'생명온도' 유지가 핵심이다
'안전성' 과 '항상성' 으로 암세포를 죽인다
'열' 로 암을 다스린다

3. 식이요법 140
치료과정의 첫 번째는 '식이요법' 에 있다
암 환자의 40%는 영양실조로 목숨을 잃어요.
몸에 좋은 것만 찾아 먹지 마라
나쁜 음식을 피하는 것이 우선이다

4. 독소빼기 151
암 치유의 새로운 대안 '디톡스' 에 있다
영양과 해독, 두 마리 토끼를 잡다
식이요법이라는 밥상 위에, '디톡스' 라는 국을 얹다

5. 효소요법 158
효소가 곧 '생명' 이다
효소, 무엇을 어떻게 먹느냐가 중요하다
효소 단식으로 '비움' 을 실천하다

6. 정신요법 168
나는 그저 웃었을 뿐이다
'1분의 마법' 으로 몸과 마음을 치유하다
지구상에 존재하는 유일한 '만병통치약'

질병치료의 혁명 - 디톡스

질병 치유의 새로운 대안으로 떠오르고 있는 디톡스가
몸속의 노폐물과 활성산소를 제거하고 조직세포의 재생을 도와
질병의 근원을 없애는 가장 중요한 해결책으로 떠오르고 있습니다.
잘못된 생활습관과 독소로 둘러싸인 여러 요인으로 인해
면역력이 약화되어 결국 암이라는 결론에 도달하기까지
암 환자의 몸이 겪어야 했던 일련의 과정을
바로잡아 주는 해법인 것이지요.

자연 치유요법의 원리는
몸과 마음을 자연의 시계에 맞추는 것에 있습니다.
면역력 강화에 힘을 쏟아 현대의학에서 해줄 수 없었던 부분을
체계적으로 꾸준히 돌본다면, 반박할 수 없는 과학적 논리가
건강함으로 되돌아 올 것입니다.

1

자연요법

우리 몸 안에는 의사가 있다고 합니다.

많은 암 환자들을 만나보면
'더 이상 손 쓸 수 없다'는 판정을 의사들로부터 받고
몇 년, 혹은 그 이상의 시간을 가족과 함께 하고
있는 경우를 보게 됩니다.
그들 대부분은 병원에서 화학요법에 의한 치료로서는 더 이상
할 수 있는 것이 없다는 얘기를 듣고 난 이후에도
자연치유요법을 통한 치료를 멈추지 않고 해온 이들입니다.
'우리 몸 안에 의사가 있다'는 원리를 바탕으로
우리 몸의 자연치유력을 통해 암을 다스리고 있었던 것입니다.

이처럼 병든 몸을 치유하는 최상의 방법으로 불리는
자연치유요법의 핵심은 무엇일까요?
해답은 바로 '해독'에 있습니다.

질병 치유의 새로운 대안으로 떠오르고 있는 디톡스가
몸속의 노폐물과 활성산소를 제거하고 조직세포의 재생을 도와
질병의 근원을 없애는 가장 중요한 해결책으로
떠오르고 있는 것입니다.
잘못된 생활습관과 독소로 둘러싸인 여러 요인으로 인해
면역력이 약화되어 결국 암이라는 결론에 도달하기까지
암 환자의 몸이 겪어야 했던 일련의 과정을
바로잡아 주는 해법인 것이지요.

사실 해독의 방법에는 여러 가지가 있습니다.
깨끗한 자연환경과 운동을 통해 실천할 수 있는 자연요법과
열을 이용한 온열요법, 올바른 식단을 이용한 식이요법,
독소를 제거해주는 효소요법 등
보다 세밀하게 분리하여 실행할 수 있습니다.
암 선고 후 완치 판정을 받기까지 5년 동안
제가 몸소 실천했던 자연치유 요법들 역시
'해독'이라는 기본 틀 아래 실천한 것들이었습니다.

이 가운데 자연요법으로 실천할 수 있는 방법에는
여러 가지가 있습니다.
맨발걷기, 풍욕, 냉·온욕, 붕어운동, 모관운동, 합장합척,
등배운동, 손목발목 펌프운동, 숯파스 치료 등 종류도 다양합니다.

자연요법을 하는 이유는 허물어진 우리 몸의 면역력을 강화시켜
스스로 치유할 수 있는 힘을 기르고,
나아가 불필요한 화학요법과 약물의 과다복용을
조금이나마 줄이자는데 그 목적이 있습니다.

자연 요법의 원리는 결국,
몸과 마음을 자연의 시계에 맞추는 것에 있습니다.
면역력 강화에 힘을 쏟아 현대의학에서 해줄 수 없었던 부분을
체계적으로 꾸준히 돌본다면, 반박할 수 없는 과학적 논리가
건강함으로 되돌아 올 것입니다.

몸과 마음을 자연의 시계에 맞추다

'맨발걷기' 는 말 그대로

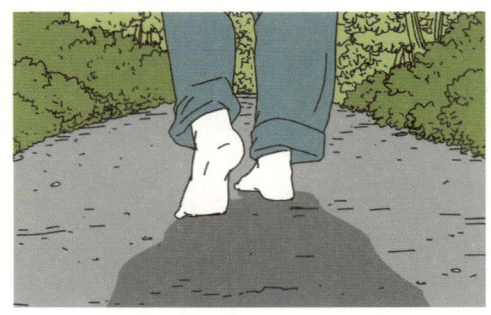

맨발로 돌밭이나 흙길을 산책하듯이 걷는 방법입니다.

맨발로 흙길을 밟는 것만으로도 심리적인 안정을 주어
스트레스를 없앨 수 있고, 긴장감이 완화되어 숙면에 도움을 줍니다.

흙과 돌이 있는 바닥은 지압효과를 줌으로써 혈액순환이
개선되는 효과를 얻을 수도 있습니다.
아침에 하는 맨발 걷기는 하루의 시작에 활력을 주고
잠들기 전 잠깐의 맨발 걷기는 적당한 피곤함을 주어 숙면에 좋습니다.

바람으로 목욕을 한다는 뜻을 가진 '풍욕' 은
지금도 종종 실천하는 자연 요법입니다.
피부에 닿는 자연의 바람을 이용해 생리적 활동을 원활하게 해 주는 원리로
계절에 상관없이 어느 곳에서나 할 수 있습니다.
담요를 이용해 일정 시간 덮고 벗기를 반복하는 요법으로
독소 배출과 혈액순환에 좋아 암 환자에게 특히 효과가 큽니다.
처음 시작하는 사람의 경우에는 5~6회 까지만 하고 서서히 횟수를
늘려 가면 좋아지게 됩니다.

담요를 덮어주는 시간은 처음 1분으로 시작해 5회부터 7회까지는 1분30초,
8회부터 11회까지는 2분간 늘여가는 방법으로 총 11회 반복됩니다.
옷을 최대한 얇게 입거나 알몸으로 하면 좋으며
담요를 벗는 시간은 20초에서 시작해 10초씩 늘여나가면 됩니다.
담요를 벗었을 때는 가벼운 스트레칭이나 붕어운동, 합장합척 등
자연운동법을 해주어 혈액 순환을 도와주는 게 좋습니다.

풍욕
혈액순환, 독소제거, 면역력 증강

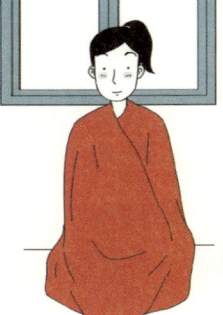
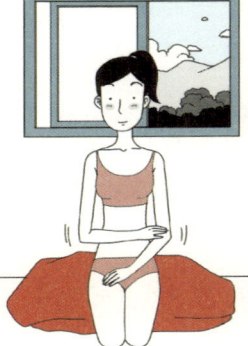

덮는 시간	벗는 시간
1분	20초
1분	30초
1분	40초
1분	50초
1분 30초	60초
1분 30초	70초
1분 30초	80초
2분	90초
2분	100초
2분	110초
2분	120초

담요를 이용해 일정 시간 덮고 벗기를 반복하는 풍욕은, 담요를 덮는 시간은 처음 1분 시작해 5회부터 7회까지는 1분 30초, 8회부터 11회까지는 2분간 늘여가는 방법으로 총 11회 반복합니다. 옷을 최대한 얇게 입는 것이 좋으며, 담요를 벗는 시간은 20초에서 시작해 10초씩 늘여가면 됩니다.

노폐물 배출과 피로회복에 좋은 '냉·온욕' 은

14~15℃의 냉탕과 41~43℃의 온탕을 각각 1분씩 오가는 방법으로 아침이나 저녁 시간대를 이용해 매일 해주면 좋습니다.
냉수로 시작해 총 7회를 해주되
마무리도 반드시 냉수로 해줍니다.
전신 혈관의 수축과 확대를 반복하기 때문에

땀을 통한 노폐물 배출에 효과적입니다.

처음 시작하는 사람의 경우에는
너무 차거나 뜨겁지 않은 온도에서 하다가
점차 온도 차이를 두는 게 좋습니다.
탕에서 하기 어려운 경우에는 냉온샤워로 대처해도 무방합니다.
냉·온욕은 보약보다 더 좋은 건강 목욕법으로 잘 알려져 있으며
혈액순환 뿐 아니라 피부의 건강과 다리 부종을
없애는 데도 효과적입니다.

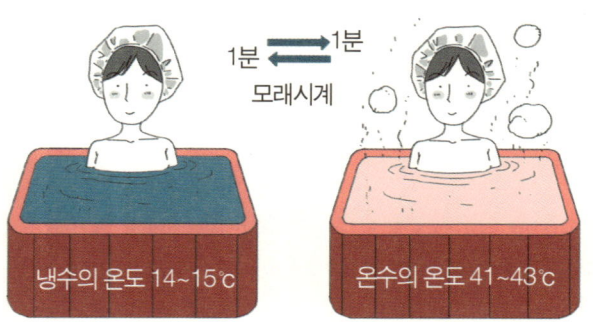

냉·온욕
노폐물 배출, 감기, 피로회복

14~15℃의 냉탕과 41~43℃의 온탕을 각각 1분씩 오가는 냉온욕은 아침이나 저녁 시간대를 이용해 매일 해주면 좋습니다. 냉수로 시작해 총 7회를 해주되 마무리도 반드시 냉수로 해줍니다.

특별한 도구 없이 어느 곳에서나 할 수 있는 '붕어운동' 은
내장을 움직여 변비를 예방하고 소화기능을 돕는 운동입니다.
척추를 교정하고 신경기능을 균형 있게 만들며
혈액순환에도 도움이 됩니다.

몸을 일직선으로 반듯이 누워 발끝을 가지런히 모은 뒤,
두 손을 목 뒤로 깍지를 낀 채 물고기가 헤엄치듯 좌우로 흔들어 줍니다.
한번에 1~2분씩 아침저녁으로 해주면 좋습니다.

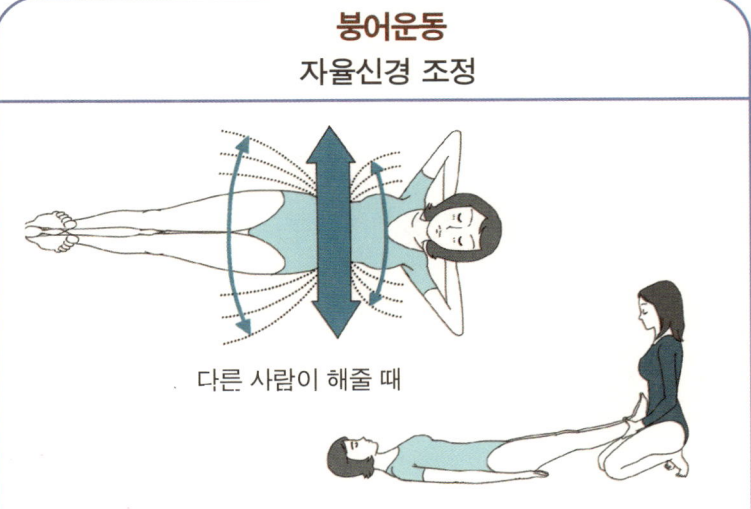

붕어운동
자율신경 조정

다른 사람이 해줄 때

붕어운동은 몸을 일직선으로 반듯이 누워 발끝을 가지런히 모은 뒤, 두 손을 목 뒤로 깍지를 낀 채 물고기가 헤엄치듯 좌우로 흔들어 줍니다. 한번에 1~2분씩 아침저녁으로 해주면 좋습니다.

환자가 혼자 하기 힘든 경우에는
보호자가 발밑에 앉거나 서서 환자의 두발을 모아들고 흔들어 주면
비교적 힘들이지 않고 할 수 있습니다.

누구나 쉽게 따라할 수 있는 '모관운동' 은
손끝과 발끝까지 연결되어 있는 모세혈관을 진동시켜 피로회복과
신진대사를 활발하게 해주는 운동입니다.
다리의 부종을 없애주고 심장질환, 혈액질환 등
순환기 질환의 치료에 효과적입니다.

바닥에 등을 대고 누워 무릎을 세우고
팔과 다리를 수직으로 올려준 뒤, 굽히지 않은 상태에서
1~2분간 손과 발에 힘을 풀고 가볍게 털듯이 흔들어 줍니다.
아침저녁으로 한 번씩 꾸준히 해주면 좋습니다.

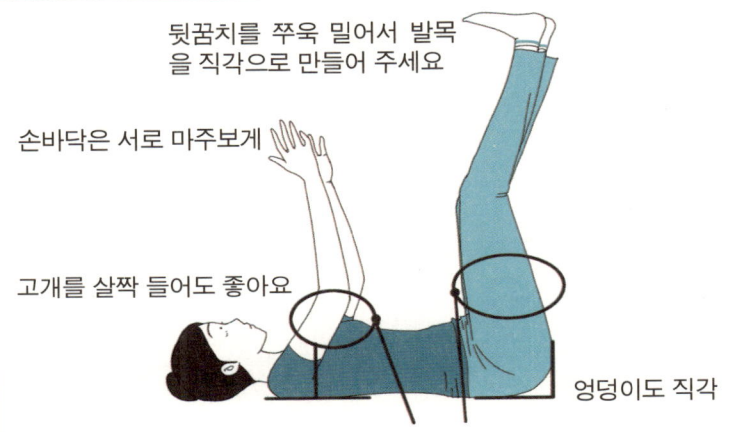

모관운동
혈액순환, 임파액 조정

뒷꿈치를 쭈욱 밀어서 발목을 직각으로 만들어 주세요

손바닥은 서로 마주보게

고개를 살짝 들어도 좋아요

엉덩이도 직각

누구나 쉽게 할 수 있는 모관운동은 바닥에 등을 대고 누워 무릎을 세우고 팔과 다리를 수직으로 올려준 뒤, 굽히지 않은 상태에서 1~2분간 손과 발에 힘을 풀고 가볍게 털듯이 흔들어 줍니다. 아침저녁으로 한 번씩 꾸준히 해주면 좋습니다.

반박할 수 없는 인체 과학의 원리를 이용하다

신체 좌우의 근육과 신경을 균형 있게 잡아주는 '합장합척'은
다리 근육과 신경에 도움을 주고
골반과 단전부위 생식기 부위에 영향을 미치는 운동으로
여성에게 특히 좋은 운동법으로 알려져 있습니다.

똑바로 누워 손바닥과 발바닥을 마주 댄 뒤
두 손은 머리 위로, 두발은 뻗었다가
다시 되돌아오는 동작으로 진행됩니다.
2~3분간 반복한 후 쉬어줍니다.
마치 개구리가 헤엄치는 자세로 보일 수 있으며
풍욕을 할 때 함께 해주면 혈액순환에 큰 도움을 줄 수 있습니다.

합장합척 운동
사지근육 발달,골반,장기,부인병

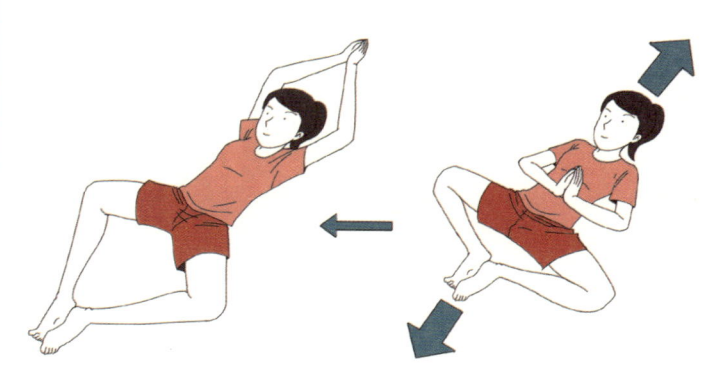

합장합척을 할 때는 똑바로 누워 손바닥과 발바닥을 마주 댄 뒤, 두 손은 머리 위로 두발은 뻗었다가 다시 되돌아오는 동작으로 진행합니다. 2~3분간 반복한 후 3~10분간 쉬어줍니다.

내장기능을 강화시키는 '등배운동' 은

척추교정에 좋으며 체액 중성화 작용을 촉진시켜 줍니다.
등배운동을 할 때는 똑바로 앉아 상체를 바르게 한 뒤
체중을 꼬리뼈에 두고 몸을 좌우로 흔들어 줍니다.
좌우로 기울일 때는 아랫배에 힘을 주어 배를 밀어 주고
몸이 중심으로 돌아올 때는 배에 힘을 빼며
좌우왕복을 기준으로 1분에 50회, 10분간 500회 해주는 것이 좋습니다.
처음부터 많은 횟수를 무리하게 하지 말고
적응 시간을 거쳐 천천히 늘여나가는 것이 중요합니다.

등배 운동
척추교정, 복부운동, 체액중성화

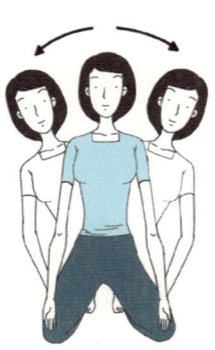
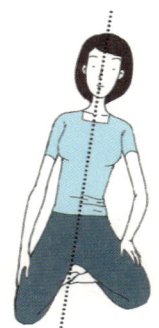
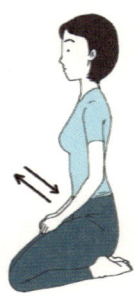

등배운동을 할 때는 똑바로 앉아 상체를 바르게 한 뒤 체중을 꼬리뼈에 두고 몸을 좌우로 흔들어 줍니다. 좌우왕복을 기준으로 1분에 50회, 10분간 500회 해주는 것이 좋습니다.

등배운동을 할 때는
교감신경과 부교감신경의 중추인 태양총이 자극되어
자기 암시의 효과를 높일 수 있습니다.
반드시 몸이 좋아진다는 바람을 가지고
긍정적인 마음으로 집중하면 잠재의식에 좋은 영향을 줄 수 있습니다.

**'손목 · 발목 펌프운동' 은 손과 발의 펌프 작용을 통해
모세혈관을 자극해주는 운동법입니다.**
손발에는 전체 모세혈관의 70%가 모여 있기 때문에
발목 펌프운동을 아침저녁 10분정도 해주는 것만으로도
매일 만보 이상 걷는 효과를 기대할 수 있습니다.
특히 발목 펌프운동의 경우, 정맥혈의 순환을 촉진시켜
독소 배출에 효과적이며 피로회복과 발의 부종, 저림에 아주 좋습니다.

요령은 매우 간단한데
펌프용 도구를 바닥에 놓고 편안히 누워
양쪽 발목을 도구에 걸친 다음
한쪽 다리를 들어 올렸다가 떨어뜨리면 됩니다.
손목 역시 펌프용 도구 위에서 떨어뜨리는 방법으로
각각 30번씩 번갈아가며 10분간 해줍니다.

손목·발목 펌프 운동
정맥의 혈액순환(비복근)

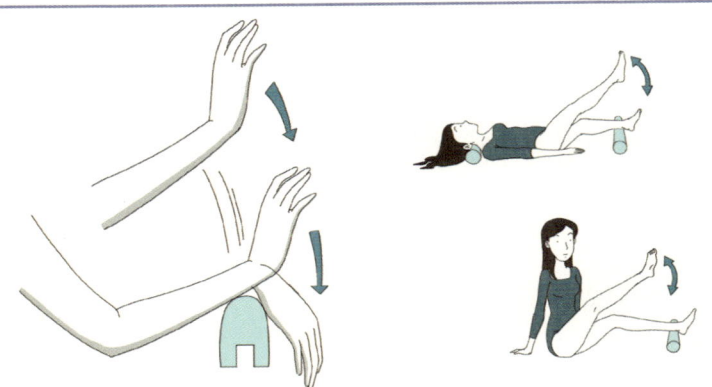

손목·발목 펌프 운동의 요령은 매우 간단합니다. 펌프용 도구를 바닥에 놓고 편안히 누워 양쪽 발목을 도구에 걸친 다음 한쪽 다리를 들어 올렸다가 떨어뜨리면 됩니다. 손목 역시 펌프용 도구 위에서 떨어뜨리는 방법으로 각각 30번씩 번갈아가며 10분간 해줍니다.

몸 속의 독소를 빼내고 통증 완화에 좋은 '숯파스' 는
노폐물을 제거하고 항암 치료의 독을 빼내는데
탁월한 효과를 발휘합니다.
숯을 반죽해서 붙이는 원리를 이용한 것으로
일반 파스처럼 시중에서 판매하는 것을 사용해도 되고,
직접 만들어 사용해도 좋습니다.

병증에 따라 하루 2~3회 정도 해주는 것이 좋으며
숯 찜질을 한 후에 붙여주면 더욱 효과적입니다.

흡착력이 뛰어난 숯을 이용해 항균, 해독작용은 물론 음이온과 미네랄을 공급하고 근육의 피로회복에 좋은 효과를 보입니다.

잠깐만! 스트레칭시 유의사항

(1) 정확한 자세로 10~20초를 유지한다.
(2) 호흡은 자연스럽게 하고, 이완되는 근육에 집중한다.
(3) 과도한 스트레칭과 반동은 하지 않는다.

암 환자들이 지켜야 할 건강 십계명

1. 바른 호흡을 하자.
가슴, 어깨를 움직인다거나 짧은 호흡, 역호흡은 건강 수명을 줄인다. 호흡은 가능한 길게, 배로 하는 것이 좋다. 가능한 신선한 공기를 마시도록 한다.

2. 물을 제대로 마시자.
물은 생명 유지에 중요한 역할을 담당한다. 특히 물을 많이 마시면 노폐물이 배출되어 혈액이 맑아진다. 물을 마실 때는 자주, 식사와 식사 사이에 조금씩 마시되 하루 1.8리터 가량 음용해 준다. 식사 30분 전부터 2시간 후까지는 물을 삼가야 음식을 제대로 소화시킬 수 있다.

3. 햇빛을 쬐자.

햇빛은 에너지와 생명의 근원이므로 하루 30분가량(봄, 가을 기준) 쬐어 준다. 일광욕은 콜레스테롤을 비타민D로 변화시켜 칼슘의 흡수를 도와주어 뼈와 치아를 튼튼하게 해 준다. 특히 임파구와 식세포를 증가시켜 감염에 대한 인체저항력을 증가시키고, 성호르몬이 증가하는 것은 스트레스 해소에 도움이 된다.

4. 음식을 바로 먹자.

식사는 5~6시간 간격으로 규칙적으로 하며 간식이나 야식, 과식을 삼가야 한다. 현미, 통밀가루 등 통째로 된 음식 위주로 섭취하는 것이 좋으며, 해조류, 녹색채소, 콩류를 자주 먹고 반찬은 5~6가지를 끼니마다 바꾸어 먹되 천천히 오래 씹어 먹는다. 과일은 식전 20분에 가급적 껍질째 먹는 것이 좋다.

5. 꾸준한 운동을 하자.

몸을 움직이게 되면 혈액순환이 원활해져 세포에 영양공급이 활발해지고 노폐물 배설이 좋아진다. 하루 3~4km 정도 걷기를 생활화하면 소화가 촉진되며, 내장지방이 줄어들고 하체가 단련된다. 체조, 빨리 걷기, 줄넘기, 자전거 타기 등의 운동을 하루 1~2시간정도, 주 3~4회 이상 꾸준히 해야 한다.

6. 충분한 휴식을 취하자.

인체는 잠을 자는 동안 신체기능이 재생되므로 적어도 일주일에 하루는 충분히 쉬어야 한다. 자정 전에 한 시간 자는 것이 그 이후 두 시간 자는 것보다 건강에 유익하다. 적어도 밤 10시에서 새벽 6시까지는 잠을 자야 피로가 풀리며 병세가 완화된다.

7. 절제의 미덕을 기르자.
술, 담배, 커피 등 기호식품을 자제해야 한다. 몸이 아픈 환자의 경우에 약물을 과다 복용하기보다 인체의 자연 치유 기능에 몸을 맡긴다.

8. 감사하는 마음, 낙천적인 마음을 갖자.
스트레스는 우리 몸의 화학기술자인 효소를 파괴하여 건강을 해치므로 평소 감사하는 마음, 낙천적인 마음으로 살아야 한다. 남과 비교하는 등 지나친 경쟁에 휩쓸리지 말고 주변을 사랑하는 마음으로 건강에 좋은 호르몬을 활성화시키는 것이 건강에 좋다.

9. 몸을 따뜻하게 하자.
체온을 37도 이상으로 유지해야 한다. 체온이 높으면 체내효소가 활성화되어 면역력 증강에 도움이 된다. 몸을 따뜻하게 하기 위해 평상시 운동으로 근육을 강화해야 한다. 수시로 족욕, 온열 스파, 찜질 등을 통해 체온유지에 신경 쓰도록 한다.

10. 정기적으로 인체정화를 하자.
우리 인체는 1년에 1회 이상 대대적인 정화를 해주어야 한다. 인체정화는 비우기와 채우기의 균형을 통해 건강을 회복, 유지하는 가장 확실한 방법이다.

2

온열요법

'생명온도' 유지가 핵심이다

수많은 세포들이 제 기능을 다하기 위해서는 반드시
'생명 온도'를 유지해야 됩니다.
몸이 여러 가지 원인으로 인해 저체온이 되면 혈액순환이
잘 이루어지지 않게 되고, 세포가 영양공급을 제대로 받지 못해
신진대사에 문제가 생겨 많은 질병을 일으키게 됩니다.

이 같은 저체온으로 인해 발생하는 질병의 대표적인 예가 '암' 입니다.
암은 실제로 35℃ 정도의 저체온에서 발생하는데
270여 가지에 달하는 암의 종류 가운데 체온이 가장 높은
심장과 소장에는 생기지 않는 것만 봐도 잘 알 수 있습니다.
'몸이 따뜻해지면 살고, 차가워지면 죽는다'는 말이
괜히 나온 말은 아닌 것입니다.

사실 체온이 떨어졌다는 것은

활발하게 움직이며 열을 발생시켜야 할 세포들의 움직임이
줄어들었다는 것을 뜻합니다.
반대로 체온이 정상보다 높아졌다는 건,
세포들이 지나치게 움직일 수밖에 없는 응급상황이 벌어지고 있거나
세포의 활동에 꼭 필요한 열에너지가 몸 밖으로 급격히
빠져나가고 있다는 것을 의미합니다.

때문에 체온이 올라가면 상황의 심각성을 빨리 인지하고
다양한 처치나 치료를 통해 위급한 상황을 벗어나려고 애쓰게 됩니다.
하지만 비교적 인지하기 힘든 저체온 증상은
의외로 가볍게 넘기는 경우가 많아 오랜 기간 방치되다가
신체 기능 저하와 면역력 약화로 이어져
결국 큰 질병에 이르게 됩니다.
사람의 몸이 적정한 온도를 유지할 수 없는 상황이 되면
몸 곳곳 여러 기관의 기능이 약해지고
질병에 노출될 뿐 아니라 노화가 촉진되고
심할 경우 생명을 잃을 수도 있게 되는 것이지요.

체온을 다스리지 않고서는
건강을 유지할 수 없다는 결론이 나오게 되는 것입니다.
저체온 증상의 대표적인 사례로 꼽히는 암 치료 방법 중
'온열요법'이 빠지지 않고 등장하는 것도 이 때문입니다.

'안전성' 과 '향상성' 으로 암세포를 죽인다

몸을 따뜻하게 하여 면역력을 높이고 건강한 체질을 만드는
온열요법은 '제4의 치료' 라 불리며 암 치료에 적용되고 있습니다.
온열을 이용한 치료요법은 흔히 전신의 혈액순환 촉진을 통해
근육 긴장이나 통증 완화에 사용되곤 합니다.
하지만 열을 이용한 치료 방법이
암세포를 없애는데 효과가 매우 뛰어나다는 사실을
아는 이들은 그리 많지 않습니다.

암세포를 향한 온열치료의 핵심은 '안전성' 과 '향상성' 입니다.
42℃의 온도에서 한 시간이면 암세포가 없어지지만
정상 세포는 그이상의 고온에서 없어지게 되므로
오로지 악성 암세포만 파괴할 수 있게 되는 것이지요.
또한 몸에 가해진 적당한 열은 건강한 세포의 기능을 향상시켜
면역력을 높여줌으로써 암 치유에 제 힘을 발휘할 수 있게 합니다.
온열 치료시 배출되는 땀을 통해 '해독 효과' 까지 볼 수 있습니다.

대표적인 온열요법으로 꼽히는 '반신욕' 은
상체와 하체의 체온 불균형을 바로잡고
몸속의 냉기를 제거하는데 효과적입니다.
보통 38~40℃의 물을 이용해 명치 아랫부분만 담그기 때문에

심장과 혈압 상승에 대한 부담을 줄일 수 있습니다.

반신욕, 족욕

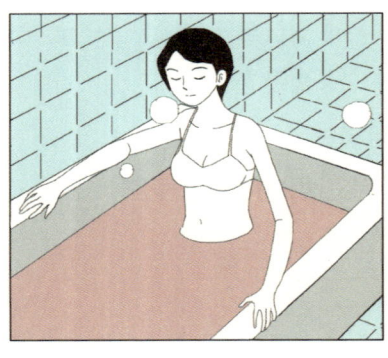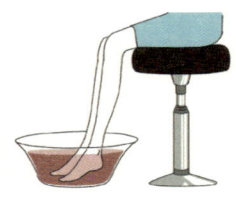

반신욕을 할 때는 명치 아래부분 까지만 담그고 양팔은 물에 잠기지 않도록 하고 컨디션에 따라 20~30분 정도 휴식을 취하며 땀을 빼도록 합니다. 피로 회복은 물론 스트레스 완화에도 좋은 족욕은 하루 15~20분 정도가 적당합니다. 족욕은 복사뼈가 다 잠길 정도로 물의 깊이를 맞추고 피부 손상을 대비해 30~40℃의 수온을 정확히 맞춰주는 것이 좋습니다.

반신욕을 할 때는 양팔이 물에 잠기지 않도록 하고
컨디션에 따라 20~30분 정도 휴식을 취하며 땀을 빼도록 합니다.
물속에 오래 앉아 있기 힘든 상태라면
절대로 무리하지 말고 시간을 줄여 시행해야 합니다.
물 속과 물 밖을 2~3번 정도 오가다가 미지근한 물로 가볍게 땀을 씻고

양말을 신어 하반신의 체온을 유지해 주는 것이 좋습니다.

반신욕과 같은 원리로 진행되는 '족욕'은 가장 부작용이 적고
누구나 손쉽게 할 수 있는 온열요법 중 하나입니다.
피로 회복은 물론 스트레스 완화에도 좋은데
하루 15~20분 정도가 적당합니다.
복사뼈가 다 잠길 정도로 물의 깊이를 맞추고
피부 손상을 대비해 30~40℃의 수온을 정확히 맞춰줍니다.
온몸에 온기가 퍼지고 이마와 등, 겨드랑이 등에서 땀이 나면
마무리하고 한번 할 때 30분을 넘기지 않도록 합니다.

'온열'로 암을 다스린다

천연의 황토를 이용한 '황토찜질' 역시 암 환자에게 좋습니다.
황토방에서 찜질을 함께 해 주면 효과가 더욱 좋은데
신체 어느 부위든 적용이 가능해 두루 활용되기도 합니다.
암 치료시 발생하는 통증을 완화시키는데도 큰 도움이 되며
각종 항문 질환의 소염효과와 부인병에도 탁월합니다.

황토의 가장 큰 효능인 원적외선을 이용해
우리 몸속 세포의 생리작용을 활발하게 하고

열에너지를 발생시켜 독소를 배출시켜 주는 원리를 이용합니다.
황토 속의 효소 성분으로 인해 독소를 제거·분해하고
몸의 기운을 정화하는 일석이조의 효과를 얻을 수 있습니다.

참나무 등 고유의 성분이 좋은 나무를 이용해 직접 불을 때고
그 열을 몸에 직접 받게 하는 '직불쬐기'는
아궁이에 앉아 온몸에 열을 전달해 주는 방법입니다.
컨디션에 따라 1시간 전후로 해주는 것이 좋으며
찜질방에서 해주면 더 큰 효과를 볼 수 있습니다.

찜질만큼이나 많이 응용되는 '쑥뜸'은
인체의 기와 혈을 흐르게 하는 경혈에 온기를 주어
몸의 순환을 돕게 하는 온열요법입니다.
쑥을 태울 때의 열기를 이용해 몸속의 냉기를 몰아내고
쑥의 약 성분을 체내로 흡수시켜 경직된 곳을 풀어주는데도 좋습니다.
배에 뜸을 뜨게 되면 기혈을 순환시키고 장의 연동운동이 원활해져
제대로 된 식사를 하지 못하는 환자들의 변비를 해결해 주기도 합니다.
무엇보다 기혈의 순환이 좋아짐으로써 백혈구의 수치가 증가해
면역기능이 강화되고 피가 맑아지는 효과를 볼 수 있습니다.
저체온 증상으로 인해 발생하는 다양한 질병의 치료에도
탁월한 효능을 볼 수 있습니다.

쑥뜸

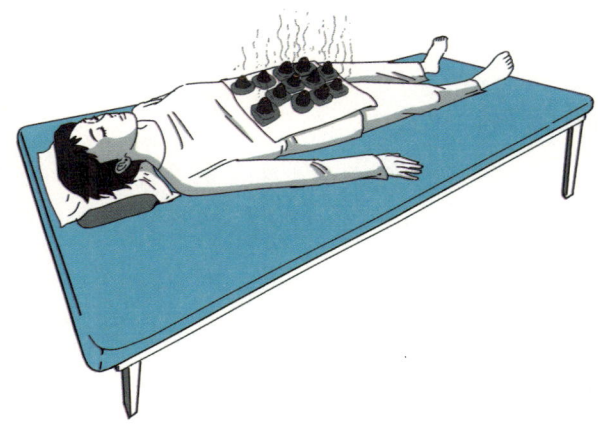

찜질만큼이나 많이 응용되는 '쑥뜸'은 인체의 기와 혈을 흐르게 하는 경혈에 온기를 주어 몸의 순환을 돕게 하는 온열요법입니다. 배에 뜸을 뜨게 되면 기혈을 순환시키고 장의 연동운동이 원활해져 제대로 된 식사를 하지 못하는 환자들의 변비를 해결해 주기도 합니다.

최근에는 피부를 관통하여 몸 내부의 온도를 높이고 독소를 배출시키는 '적외선 에너지'를 이용한 방법도 활용되고 있습니다.
파장의 범위에 따라 근적외선과 중간적외선, 원적외선으로 나뉘는데 각각이 열에너지가 달라 다양한 효과를 볼 수 있어 적용해 볼만 합니다.

3

식이요법

치료과정의 첫 번째는 '식이요법'에 있다

옛말에 '음식으로 못 고치는 병은 약으로도 못 고친다' 는
말이 있습니다.
그만큼 '먹는다' 는 행위는 영양의 보충은 물론
병을 치유하는 하나의 방법으로 대접받을 만큼 중요한 것입니다.
'건강한 식단', 즉 '식이요법' 이란,
단순히 식단을 바꾸어 면역력을 높이는 것에 그치는 것이 아니라
암이라는 무서운 병을 고치는 데 큰 역할을 할 수 있다는
말이기도 합니다.

실제로 암 환자의 40%는 암 때문이 아닌 '영양실조' 로 인해
사망한다는 통계가 나와 있습니다.
참으로 안타까운 현실이 아닐 수 없습니다.
이는 '먹어야 산다' 는 삶의 근본적인 진리를 너무나 잘 보여줍니다.
반대로 완치한 사람들 가운데 상당수는 병증에 대한 치료와 함께

적절한 영양요법을 병행한 경우가 대부분입니다.

그렇다면 암 환자에게 건강한 식단은 왜 중요할까요?
만일 암 환자에게 각각의 필요한 영양소가 제대로 공급된다면
면역 세포의 양과 질이 개선되어
암세포에 충분히 대응할 힘을 길러줌으로써 치료의 효과는 물론
재발과 전이가 더 이상 일어나지 않겠지요.
바꾸어 말하면 만약 면역 세포가 애초에 충분한 힘을 가지고 있었다면
아마도 암세포는 초기단계에 자리를 잡지 못하고 사라졌을 것입니다.
이는 초기 암의 경우, 식이요법만으로 충분히 자연치유에 대한
좋은 결과를 기대할 수 있다는 말과 같습니다.

이처럼 식이요법은 암 환자에게 가장 중요한 부분이면서 동시에
모든 치료과정 중 우선시 되어야할 첫 번째 키워드인 셈입니다.

체내활성산소의 산화작용 예방 - 항산화 주스

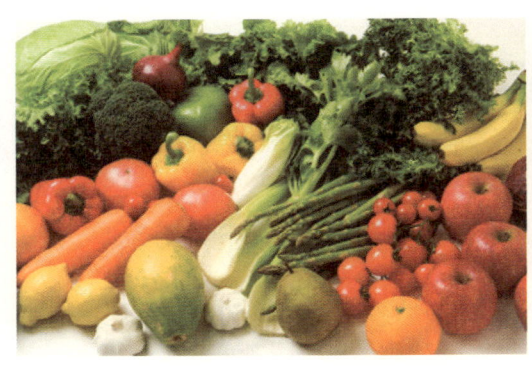
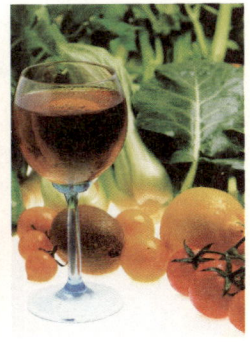

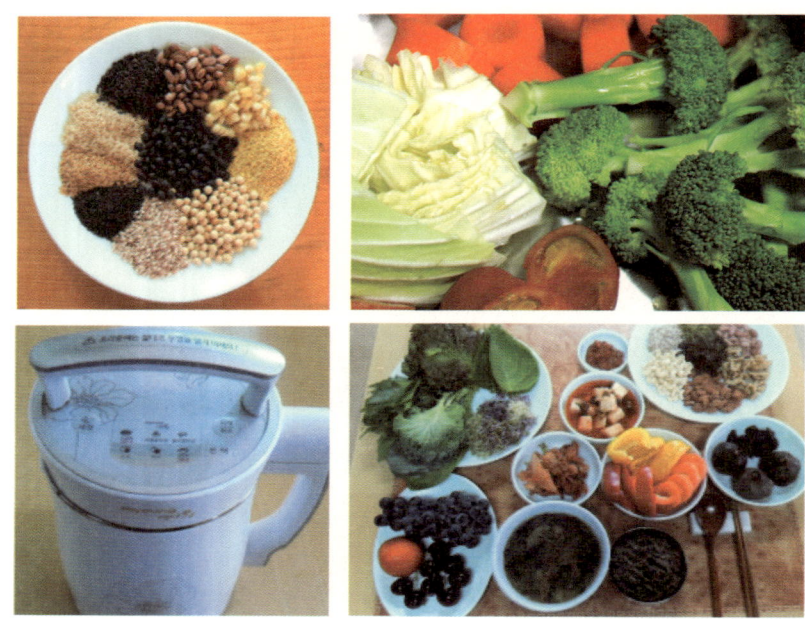

_ 식사용으로 준비한 영양 한끼 식사

암 환자의 40%는 영양실조로 목숨을 잃어요.

실제로 16개월간 우리가 가장 중요시했던 것도 '영양'이었습니다.
항암치료의 과정을 통해 겪었던 극심한 구토와 식욕부진은
암 환자에게 있어 먹을 수 있다는 것이 얼마나 중요한 일인지,
'이러다 죽을 수도 있겠구나' 하는 공포심마저 들게 했습니다.

우리는 식이요법을 하면서 몇 가지 주의사항을 정해놓았는데
* **먹을 수 있을 때 먹자.**

* 체질에 맞는 음식을 먹자.
* 좋다고 무조건 현혹되지 말고, 검증된 자연식품을 먹자 였습니다.
* 몸에 나쁘다고 이미 잘 알려진 것,
* 몸이 싫어하는 것은 먹지 않도록 애썼습니다.

식이요법을 위해 야채스프, 현미차, 유황오리, 추어탕, 흑마늘,
현미밥, 건강쌈장, 영양밥, 항산화 주스 등을 잊지 않고 섭취했습니다.
유기농 야채를 충분히 활용하고
조미료 대신 발효조미료 간장과 된장, 고추장을 활용했습니다.
물론 5대 영양소와 컬러 푸드를 골고루 섭취할 수 있는
'제대로 된 영양식사' 를 하기 위해 노력했습니다.

'물' 역시 많은 공을 들여가며 마셨습니다.
물을 마실 때는 따뜻한 물을 절반정도 먼저 받은 후
나머지 절반에 찬물을 부어주면 되는데,
이때 물에 에너지가 발생하고
몸과 같은 온도의 물이 되어 '음양수' 로 바뀌게 됩니다.
'음양수' 로 만든 물은 하루 동안 2리터 정도를 꾸준히 마셔주었습니다.
몸의 70%가 물로 이루어져 있을 정도로 생명과 직결되어 있지만
가볍게 여길 수 있으므로 수시로 체크하고 신경 써야합니다.

몸에 좋은 것만 찾아 먹지 마라

식이요법을 하면서 주의해야 할 점은
'몸에 좋은 것만 찾아서 먹지 않도록 하는 것' 입니다.
언뜻 보면 앞뒤 논리가 맞지 않아 보이지만
매우 중요한 포인트입니다.

우리가 먹는 음식에는
수많은 독소와 건강한 영양소가 동시에 담겨 있는데,
어떤 질병이냐에 따라 독이 되고 약이 될 수도 있습니다.
인삼이나 산삼이 몸에 좋다고 해서 반찬으로 매일 먹지 않는 것처럼
효과가 좋고 탁월하다고 알려진 특정 식품을 지속적으로 먹으면
몸에 독이 될 수 있음을 알아야 합니다.

몸에 좋다는 음식만 '선택적으로 섭취하는 것' 역시
건강을 해치는 지름길입니다.
실례로 담백한 음식이나 과일, 채소가 간에 좋다고 해서
그 외의 영양소를 배제해 버린다면 다른 영양소가 결핍되어
간 이외의 장기에 문제가 일어날 수도 있습니다.
'무엇을, 어떻게, 언제 먹을 것인가' 에
깊은 고민이 동반되어야 하는 것이지요.
때문에 우리는 암에 좋다고 알려진

산삼이나 영지버섯, 차가버섯 등은 먹지 않고
나의 체질에 맞는 음식을 찾아서
가능한 맛있는 방법으로 먹으려 애썼습니다.

하지만 항암치료를 받고 있는 대부분의 암환자에게
이러한 고민은 자칫 '사치' 처럼 보일 수도 있습니다.
항암 치료 과정에서 나타나는 식욕부진과 구토 증상은
생각보다 심각해서 부단한 노력 없이는 먹을 수조차 없기 때문입니다.
오죽하면 병원에서 식욕촉진제 약물을 주기까지 하니 말입니다.
환자의 입에서 '먹을 수 있음에 감사하다' 는 말이
절로 나오는 이유이기도 합니다.

식이요법을 할 때는 분위기도 매우 중요합니다.
먹을 수 있음에 감사하는 마음을 가지고
가급적 여러 사람과 이야기를 나누며
즐거운 분위기 속에서 음식을 먹는 것이 좋습니다.
'외로움 속에서 홀로 음식을 먹는 것은 독을 먹는 것' 과 같으니까요.

음식을 50회 이상 천천히 씹는다
'맛있다, 맛있다' 이야기하며 먹는 습관을 들이는 것도 좋습니다.
그렇게 하면 뇌가 맛있는 음식을 먹는 것으로 착각해서
소화도 잘되고 재료마다의 영양소도 잘 흡수될 수 있습니다.

나쁜 음식을 피하는 것이 우선이다

식이요법을 실천하는 과정마다
단백질 보충과 원기 회복을 위해 추어탕과 오리고기를 먹었습니다.
추어탕은 한 끼 먹을 수 있는 분량을 나누어 보관해 먹고
오리고기는 백숙으로 먹거나
밥을 못 먹을 때는 오리발, 머리, 약재 등을 넣고
중탕으로 즙을 만들어 팩으로 마시기도 했습니다.
야채 섭취 시에는 일곱 가지의 컬러 푸드를 색에 맞춰 골고루 먹고
하루에도 여러 번 생즙을 내어 항산화 주스를 만들어 마셨습니다.

질 좋은 5대 영양소를 먹기 위해
현미에 오곡을 고루 섞어 넣은 영양밥으로 탄수화물을 섭취하고
콩, 두부, 된장, 견과류를 이용해 식물성 단백질을 채웠으며
직접 텃밭에서 기른 상추, 토마토, 고추와 제철과일로 비타민을
보충하고 해조류나 멸치 등으로 미네랄을 채워나갔습니다.
그리 특별할 것 없어 보이는 밥상에 사랑과 웃음, 즐거움을 더해
보약보다 귀한 감사함으로 여기며 먹었습니다.

사실 암에 좋다는 식단은 셀 수 없을 정도로 많습니다.
중요한 건, 그 모든 종류를 아우르는 공통분모를 찾아

'올바르게' 먹는 것입니다.
올바른 식이요법이란, 결국
우리 몸이 필요로 하는 중요 영양소가 골고루 배합된
알맞은 양의 식사를 꾸준히 섭취해 주는 것입니다.
좋은 것을 찾아 먹는 것보다
몸에 좋지 않은 것을 피해서 먹는 것 역시 잊지 말아야 합니다.
이 두 가지만 기억해 실천한다면,
암은 물론 어떠한 질병에도 맞설 준비가 되어 있는 것입니다.

우리의 몸은 생각보다 정직하게 반응해서
지나치게 맵고 짠 음식을 먹으면
몸에서 바로 '싫다' 는 신호를 보내고
소화가 힘들 정도로 과식을 하면 위에 통증이 오기도 합니다.
나쁜 냄새나 담배 연기를 갑자기 맡게 되면
'훅' 하고 숨이 막히는 것처럼, 음식 역시 마찬가지입니다.
입이 좋아하는 음식 대신 몸이 좋아하는 음식을 드시기 바랍니다.

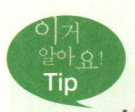

쉽게 실천하는 5대 영양밥과 건강 식단

(1) 5대 영양밥 제조법 - 발아현미에 12가지 견과류(호두, 아몬드, 잣, 캐스넛, 검정콩, 노란콩, 아마씨, 검정깨, 검정쌀, 미역귀, 해바라기씨, 호박씨)를 섞어 죽 제조기에 넣어 밥을 짓는다. 몸 상태나 소화 상태에 따라 물의 양을 조절해 죽이나 밥으로 만들어 섭취한다.

(2) 반찬 구성법 - 컬러 푸드를 골고루 섭취하도록 한다. 다양한 컬러가 있는 파프리카는 매끼 끊이지 않도록 섭취하고 양배추를 삶아서 먹는다. 순무나 김치, 쌈과 씨앗을 이용해 다양한 컬러를 밥상에 배합해 주고, 조미하지 않은 김을 프라이팬에 살짝 구워 함께 섭취하면 보다 풍성한 밥상을 즐길 수 있다.

(3) 흑마늘 제조법 - 밥통에 15일간 햇마늘을 통째 넣어 보온 숙성시킨 뒤, 보온 상태에서 하루 정도 뚜껑을 열고 건조시키면 젤리의 식감을 느낄 수 있다.

(4) 죽염 활용법 - 9번 구운 인산죽염을 이용해 반찬을 찍어먹거나 간식을 먹을 때도 활용한다. 모든 음식의 기본 간을 죽염으로 맞추어 주면 건강한 식사를 하는데 큰 도움이 된다.

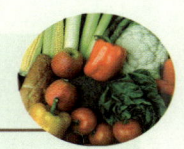

건강쌈장 만들기

(1) 쌈장 2스푼, 들깨가루 1스푼을 각각 준비한다.
(2) 아몬드, 캐스넛, 아마씨를 넣어 함께 갈아준 것을 1스푼 준비한다.
(3) 들기름 1/3스푼과 청량고추 1/3스푼을 (1)(2)의 재료와 섞어준다.

【 알고 먹으면 더욱 좋은 컬러푸드 】

* 빨간색 - 노화방지, 심장건강
토마토, 사과, 체리, 석류, 고추, 비트, 빨강 파프리카, 수박
남성 전립선 강화, 폐암 예방, 안토시아닌 성분의 강한 소염작용, 동맥경화 예방

* 주황색 - 눈 건강, 항암효과
당근, 주황색 파프리카, 오렌지, 귤, 복숭아, 연어, 망고
비타민C 풍부, 면역력 강화, 환경오염으로 인한 독성 제거, 백내장 예방, 눈 피로방지

* 노란색 - 혈관벽 강화, 항암효과
카레, 바나나, 단호박, 옥수수, 고구마, 유자, 레몬, 골드키위, 노랑 파프리카 면역력 증가, 암 예방과 모세혈관 벽 보강, 혈액 순환 개선

* 초록색 - 장 건강, 디톡스 효과

양상추, 브로콜리, 오이, 시금치, 부추, 완두콩, 키위

체내에 축적된 중금속 등 유해물질을 체외로 배출하는 디톡스 효과, 폐의 노폐물 제거

* 검정색 - 노화방지, 항암효과

검은콩, 흑미, 다시마, 목이버섯, 우엉, 메밀, 블랙 올리브, 검은깨

항산화 작용, 항암효과 탁월, 신장 기능 및 생식기 계통 기능 활성화, 탈모 예방

* 흰색 - 폐 기능 강화, 면연력 증가

버섯, 양파, 마늘, 도라지, 배추, 무, 배, 굴

바이러스에 대한 저항력 증가, 호흡기 질환 및 폐 기능 강화, 면역력 증가

* 보라색 - 우울증 개선, 콜레스테롤 저하

가지, 블루베리, 포도, 팥, 프룬, 강낭콩, 적양배추

항산화 작용 탁월, 심장질환과 뇌졸중 위험 감소, 혈액 순환 개선, 독소 제거

4

독소빼기

암 치유의 새로운 대안 '디톡스'에 있다

**앞서 말씀 드렸듯이 자연치유요법을 이용한
암 치료의 핵심은 '해독'에 있습니다.**
완벽한 식이요법으로 몸이 필요로 하는 영양을 가득 채운다 한들
유해 화학물질로 가득 찬 세상에서 살고 있는 한
세포의 오염으로 인한 크고 작은 부작용을 막아내기란 쉽지 않습니다.
완벽한 인체의 면역시스템도 생활 속 독소의 융단폭격 앞에서는
무용지물이 되고 마는 것이지요.

때문에 '해독의 과정'이
암을 치유하기 위한 선택적 요소가 아닌
반드시 해야 하는 필수로 꼽힐 수 밖에 없습니다.
'암'이라는 존재가, 과거에는 없었던
현대인의 '생활 질병'으로 대두되고 있는 이유도
오염된 환경의 '독소'로 인한 결과라는 사실을

부정할 수 없기 때문입니다.
질병 치유의 새로운 대안으로 '디톡스'가 떠오르는 것도
이유가 있는 것입니다.

사실 우리 몸은 놀라운 해독 기능을 갖추고 있습니다.
이러한 기능은 인체의 정상적인 대사과정에서 만들어지는 노폐물과
외부로부터 체내로 유입되는 유해물질을 없애는 역할을 해냅니다.
이는 인체가 정상적인 상태를 유지하려는 '항상성'이 작용하는 것으로
독소 등 유해물질이 몸속으로 들어오면 모든 기관이 항상성을
유지하기 위해 부지런히 움직이기 시작합니다.

하지만 이 과정에서 해독할 수 있는 양보다 많은 양의 독소가 유입되면
해독 활동에 과부하가 걸리게 되고, 해독 기관에 손상이 생겨
항상성을 유지하려는 기본 기능마저 못하게 되는 상황이 생기게 됩니다.
이 순간부터 인체는 질병에 무방비 상태로 노출되는 것이지요.

문제는, 현대사회를 살고 있는 사람이라면
환경의 조건상 독성 유해물질을 온전히 피할 수는 없다는 데 있습니다.
막을 수 없다면 더 이상 독소가 쌓이지 못하도록 하고
이미 쌓여있는 몸 속의 독소를 빼내는 작업을 해야겠지요.
디톡스를 통해 신체 기관의 기능은 물론 면역시스템을 정상화시켜
질병을 치유하고 나아가 질병이 생기는 것을 막아야 하는 것입니다.

영양과 해독, 두 마리 토끼를 잡다

**디톡스를 실천할 수 있는 방법은 여러 가지가 있지만
음식을 통한 식이요법이 최고의 효과를 줄 수 있습니다.**
사실 음식을 먹는다는 것은 '영양'을 제공하는 측면도 있지만
오염된 환경으로부터 축적된 몸속 '독소'를 빼낼 수 있는
중요한 역할을 하기 때문입니다.

질 좋은 음식을 통해 섭취한 영양소로 인체의 면역력을 높이고
이 힘을 바탕으로 세포에 침투한 독소를 정화하고 배출시켜줌으로써
독성 유해물질로 인한 피해를 벗어나게 해주는 것이지요.
특히 항암치료 과정에서 쌓인 치명적인 독소를 몸 밖으로 배출시켜
항암 치료의 부작용을 없애주는 '치유'가 이루어지도록 도와줍니다.
이때 온열치료나 단식을 함께 해주면 효과는 배가 되겠지요.

저 역시 디톡스에 효과가 좋은 재료를 섭취하기 위해 많은 애를 썼는데
마늘, 야채스프, 현미차, 죽염, 효소 등을 통해
'영양'과 '해독'이라는 두 마리 토끼를 다 잡을 수 있었습니다.

**대표적인 항암 식품으로 알려져 있는 '마늘'은
찌거나, 굽고, 흑마늘로 만들어 매일 6통씩 먹었습니다.**
생마늘을 먹을 경우,

매운 알리신 성분이 위벽을 자극할 수 있으므로
수증기를 이용해 마늘을 20분간 쪄서 먹으면 위에 부담도 줄이고
끼니마다 두 통씩 많은 양을 먹을 수 있습니다.
흑마늘은 15일 간 밥통에 보온상태로 넣었다가 하루정도 뚜껑을 열고
보온상태에서 건조해 간식처럼 자주 먹어주면 좋습니다.

마늘에 함유되어 있는 알리신, 스코르디닌 등의 황 함유 물질들의
돌연변이 세포가 암세포로 촉진되는 것을 막아주고
발암물질을 해독시키는 효소의 작용을 촉진해
정상 세포에 손상을 주지 못하도록 막아주는 역할을 해준답니다.

일본에서 암 환자를 위해 30년간의 연구 끝에 개발된 '야채스프' 는
혈액을 맑게 해주고 독소를 빼주는데 특히 효과가 좋은데
공복에 한 컵 기준으로 하루 세 번씩 마시면 됩니다.
햇볕에 말린 무청 1/4개와 표고버섯 1개,
우엉 1/4, 당근 1/2, 무 1/4개를 세배 정도의 물에 넣고 끓인 뒤
한 시간 정도를 더 졸여서 마셔 줍니다.

야채스프를 만드는 냄비는 반드시 알루미늄이나
내열 유리를 사용하고, 보관은 유리병에 하는 것이 좋습니다.
요즘에는 시중에 완제품으로 만들어진 야채스프를 판매한다고 하니
더욱 손쉽게 마실 수 있게 되었지요.

식이요법이라는 밥상 위에, "디톡스"라는 국을 얹다

물처럼 마셨던 '현미차' 역시 큰 도움을 주었습니다.
현미에는 비타민A, B1, B2, B6, B12,
니코텐산, 판토텐산, 엽산, 철 등 각종 미네랄이 함유되어 있어
혈액의 산성화를 막고 피로회복에도 그만입니다.

씻은 현미를 한 두 시간 불린 뒤 물기를 빼고
노릇해 질 때까지 볶아, 끓여 놓은 물에 적당량 넣어
10분정도 우려내 마시면 됩니다.
현미차는 체온과 비슷한 온도일 때 가장 흡수가 빠르니
보관은 시원한 곳에서 하되, 중탕으로 데워 마시는 게 좋습니다.

본초강목을 통해 이미 효능이 알려진 '죽염'은
염증을 제거하고 백혈구 수를 증가시키며
살균작용과 함께 피를 맑게 해주는 정혈작용이 탁월합니다.
한쪽이 막힌 대나무 통에 천일염을 채워 놓고
소나무로 구워 나온 소금 덩어리를 빻아 대나무 통에 넣어
여덟 번 굽고 송진을 뿌려 1,200도 이상에서 고열로 다시 구워
나온 덩어리를 가루로 빻거나 쌀알처럼 만들어 먹었습니다.
작은 통을 늘 휴대하고 다니면서 음식에 간을 해 먹거나
일상에서 간식처럼 자주 즐겨 먹었습니다.

'해독주스' 라는 이름을 통해 많이 알려진 '항산화주스' 는
평상시는 물론 항암 치료 후 식사가 힘들 때도 섭취했습니다.
주스를 만들 때는 비타민 섭취를 위해 생과일을 넣어 주고
신선한 유기농 야채와 채소를 삶아
그 물에 준비한 재료를 같이 갈아줍니다.
몸 속의 노폐물과 독소를 제거해주고 면역력을 높여주며
체내 활성산소의 산화작용을 막아주는 역할을 해줍니다.
변비에도 효과가 커서
제대로 된 식사를 하지 못하는 암환자에게 더욱 좋습니다.

독성물질을 막는 기능이 뛰어난 '해초류' 도 요긴하게 활용했는데
다시마나 파래, 톳, 미역 등을 많이 섭취했습니다.
해초류는 중금속 해독은 물론 철분, 칼슘, 요오드, 마그네슘,
인, 나트륨 등 무기질이 풍부해 혈액정화와 면역력 강화에
으뜸으로 꼽힙니다.
특히 해초류 속에 함유되어 있는 다량의 알긴산나트륨은
방사물질인 스트론튬의 독성이 골세포에 흡수되는 것을
80%이상 낮추고 중금속까지 제거해 준다고 하니
더할 나위 없이 좋겠지요.
이처럼 디톡스 효과를 위해 활용할 수 있는 식재료는
매우 다양합니다.
그렇다고 해당되는 음식만 골라 섭취하는 것은

결코 좋은 방법이 아닙니다.
넘치는 건, 모자람만 못하다고 하지요.
식이요법이라는 밥상 위에 디톡스라는 국을 얹어
효과적으로 먹는 습관을 들이는 것이 최상의 방법입니다.

〈 해독에 좋은 식품 〉

구 분	효 능
발아현미	체내 독소 비율을 낮추고 혈당을 조절해 준다. 식이섬유가 풍부해 노폐물 배출 효과가 크다.
마늘	인체에 해로운 세균 15종을 억제하는 천연 항생제가 다량 함유되어 있다. 마늘 속 알리신은 페니실린 보다 강한 살균작용을 한다. 세균에 대한 내성이 생기지 않아 반복해서 사용해도 효과가 유지된다.
녹색채소	광합성을 통해 만들어진 엽록소가 뛰어난 해독기능을 발휘한다. 염증과 궤양을 치유하고 구취, 액취를 없애는 데 효과적이다.
해조류	환경독소의 피해를 막아주고, 방사물질의 흡수율을 낮춰준다. 중금속을 제거하는데 탁월한 효능이 있다.
천연효모	방사선과 오염물질을 방어한다. 독소에 의해 유전자가 망가지는 것을 막아주고, 중금속을 흡수해 배출하는데 좋다.
올리브 오일	엑스레이 방사선을 막아준다. 방사능의 영향권에서 생활하는 사람들에게 꼭 필요한 식품이다. 바르는 것도 효과가 있다.
꿀	살균력이 뛰어나 각종 바이러스로부터 몸을 보호한다. 콜레스테롤과 노폐물을 제거해주어 혈액을 중화시킨다.
된장	간 해독에 효과가 크다. 간 기능을 강화시켜 몸에 쌓인 독소를 배출한다. 항암, 항노화 작용에 좋다.
생강	몸 속 나쁜 기운을 없애고 독소를 배출한다. 바이러스를 죽이고 세균에 대한 저항력을 키워준다.
녹차	활성산소를 억제하여 노화와 암을 억제한다. 녹차의 식이섬유는 다이옥신을 흡착하여 배설하고, 흡수를 억제한다.
녹두	의약품과 중금속을 해독한다. 인체의 독소를 걸러내고 빠른 배설을 돕는다. 알코올의 해독 작용이 뛰어나다.

5
효소요법

효소가 곧 '생명' 이다

예로부터 '장이 튼튼해야 몸이 튼튼하다' 는 말이 있습니다.
이는 우리 몸에서 면역계와 가장 긴밀한 관계가 있는 곳이
소화기관인데 그중에서도 '대장' 이 그 중심에 있기 때문입니다.
소화된 음식물이 모여 있는 곳인 만큼 숙변으로 인한 독소가 많아
많은 면역계가 이곳에 모여 있게 되는 것이지요.

우리 몸의 면역 체계 중 '대장' 이 맡고 있는 역할은 90% 이상이어서
대장의 건강이 몸 전체의 건강과 직결된다 해도 과언이 아닙니다.
장의 부패가 곧 모든 질병의 원인이 되는 셈입니다.
최근 '효소' 가 질병 치유로 떠오른 것도 이 같은 이유에서입니다.
장내 환경에 가장 큰 영향을 미치는 물질인 효소가 식이섬유와 함께
장의 면역력을 강화시키는 중요한 요소로 주목받고 있는 것이지요.

그렇다면 '효소' 란 무엇을 말하는 것일까요?
엔자임이라고 불리는, 우리 몸 속의 거의 모든 대사 활동에 관여하는
단백질의 일종이자 몸 속의 노폐물을 해결할 수 있는 유일한
자연적인 영양소를 말합니다.
우리 몸에서 만들어지는 효소는 수천가지에 이르는데
각각 다양한 역할을 담당하며 몸으로 유입된 음식물을 잘 정리하여
우리 몸 구석구석 전달되도록 진두지휘하는 '목수' 이자
남은 독소와 노폐물을 청소해내는 '청소부' 의 역할을 하고 있습니다.
효소가 움직이지 않으면 종국에는 생명이 유지되지 못하는 것입니다.

앞장에서 말씀드렸던 '식이요법' 과 '디톡스' , 지금의 '효소' 가
'해독' 이라는 동일한 맥락을 이루고 있음에도
구분지어 말씀 드리는 이유는 다른데 있지 않습니다.
암 치유의 핵심은 '해독' 이며,
그 중심에는 '효소' 가 있음을 말씀드리기 위해서입니다.

하지만 이처럼 중요한 효소도
평생 쓸 수 있는 양이 정해져 있어서
육체를 과도하게 소비하게 되면 효소의 양도 함께 줄어들게 되어
결국 '노화 현상' 라는 전제가 붙는 다양한 증상에 시달리게 됩니다.
몸속 효소의 고갈이 신체의 노화를 불러오는 원인으로
작용하게 되는 것이지요.

이는 몸 속에 잠재되어 있는 '잠재적 효소'를 낭비하지 않거나
외부로부터 음식을 통해 정기적이고 꾸준히 '식물 효소'를
섭취하지 않으면 안된다는 결론에 도달하게 되는 것입니다.
물론 잠재된 효소를 낭비하지 않고 사는 것이 가장 현명하겠지만
날것을 먹지 않는 화식(火食)의 식습관과 가공식품의 대중화로 인한
잠재 효소의 낭비는 불가피하게 이뤄질 수밖에 없습니다.
'불에 조리한 음식에는 효소가 없다' 라는 명제를 기억하며
식단을 구성하고 섭취하는 경우는 그리 많지 않기 때문이지요.
잠재 효소의 부족을 외부의 식물 효소로 채워나가야 하는
분명한 '이유' 가 있는 것입니다.

자연 그대로를 섭취하는 야생동물에게 퇴행성 질병이나 생활성 질환이
없는 것만 봐도 효소가 인체에 작용하는 무게를 짐작할 수 있습니다.
오래도록 건강하게 살고 싶다면 '반드시'
몸 안에 효소가 충분히 저장되어 있어야 하는 것이지요.
효소가 '신이 내린 생명의 열쇠' 라고 불리는 것도 이 때문입니다.

효소, 무엇을 어떻게 먹느냐가 중요하다

이처럼 무병장수를 원하는 수많은 이들의 막강한 비밀병기이자
다양한 만성 질병의 새로운 해법으로 떠오르고 있는

효소에 대한 가장 큰 질문은
'무엇을, 어떻게' 라는 접근 방법일 것입니다.
사실 효소가 없으면 세상 좋은 음식도 소용이 없습니다.
효소가 없으면 우리 몸이 세포를 증식하고 성장할 수 없으며
소화, 흡수는 물론 신진대사와 체내 독소 배출이 불가능합니다.
효소가 없다면 아무리 좋은 것을 먹는다 해도 소용이 없는 것입니다.

그렇다고 효소를 섭취하는 방법이 결코 어려운 것은 아닙니다.
가공·조리되지 않은 신선한 채소와 과일, 곡류, 해조류에
풍부하게 함유되어 있으니까요.
한마디로 자연그대로의 것, 생식에 가장 많은 효소가 있는 것이지요.
이들을 섭취할 때는 일부가 아닌 전체를 먹는 것이 효과가 좋습니다.

백미보다는 현미에, 일반 밀가루보다는 통밀가루에 함유량이 높고
곡식의 씨눈과 엽록소가 함유된 식물, 각종 열매, 새싹채소에도
많은 양의 효소가 담겨 있습니다.
과일 중에는 파파야, 파인애플, 배, 포도, 키위에 많으며
토마토와 당근 등의 채소에도 비교적 많이 들어 있습니다.

효소가 생식에만 있는 것은 아닙니다.
쉽게 접할 수 있는 발효음식에도 풍부하게 들어있습니다.
된장, 고추장은 물론 김치와 청국장, 간장, 식초, 식혜에 많은데

이들 식품을 만드는 과정에서 건강에 유익한 효소가
자연스럽게 만들어 지는 것이지요.
흔히 접하는 치즈나 와인, 나또, 미소 등도 발효를 통해 탄생한,
각 나라의 전통식품이자 효소의 활성을 도와주는 식품중 하나입니다.

효소를 섭취할 때는 물을 적극적으로 활용하는 것이 좋습니다.
좋은 물을 적절히 섭취해주면 효소의 활성화가 극대화 되는데
부족하게 되면 제대로 된 기능을 하지 못하게 됩니다.
풍부한 과일과 야채, 발효식품을 균형에 맞춰 적절히 섭취하고
좋은 물을 충분히 마셔준다면 더할 나위 없겠지요.

효소 단식으로 '비움' 을 실천하다

효소를 섭취할 때 큰 효과를 얻기 위해 '단식' 을 병행하기도 합니다.
체내 해독작용과 노폐물 배출을 효소에 기대하는 사람이라면
단식을 통해 '비움' 을 시작하고
노폐물과 독소를 배출하는 과정은 필수입니다.

암 환자들도 독소를 빼내기 위해 단식요법을 자주 하는데
과일이나 채소 등 양질의 효소를 섭취하며 부분 단식을 하곤 합니다.
이 같은 단식요법은 많은 곳에서 '메스 없는 수술' 이라 불리며

장 해독을 통한 다양한 질병의 치유 과정으로 진행되고 있습니다.

만일 식품을 통해 직접적으로 효소를 섭취하는 게 어렵다면
효소 기능 식품을 통해 편리하게 이용하는 방법도 괜찮습니다.
80년대 우리나라에 최초로 소개된 건강기능식품이 '효소'였을 만큼
관련된 식품이 다양하게 개발·보급되어 있어
본인에게 맞는 제품을 손쉽게 구해 이용할 수 있습니다.
물론 효소 식품이라는 이름에 걸맞은 영양성분을 잘 함유하고 있는지,
위생적인 곳에서 좋은 재료로 만들고 있는지 꼼꼼히 살펴야 합니다.

많은 암 환자들이 몸소 실천하고 있는 효소단식요법은
잘못된 식습관과 생활습관으로 인해 생긴 몸속의 독소를 빼내고
배출하여 망가진 인체의 면역력을 바로 세워 스스로 치유하는 힘을
길러주는데 있습니다.
저 역시 항암 독을 빼내기 위해 효소와 단식 요법을 병행하며
적지 않은 시간의 공을 들였고, 건강한 면역력을 갖추어
암을 극복할 수 있었습니다.

암 치유 과정에서 효소로 인한 해독작용을 할 때는
다음과 같은 사항을 반드시 지켜주어야 합니다.

> 첫 번째, 가공식품을 피하고 첨가물을 넣지 않은 자연식을 섭취한다.
> 두 번째, 효소의 흡수가 극대화 되도록 위와 대장의 상태를 최상으로 만든다.
> 세 번째, 효소 섭취 시 나타날 수 있는 호전 반응을 인지하고 적절히 대응한다.

이 세 가지를 명심하고 효소 해독을 한다면
좋은 효과로 반드시 보답 받게 될 것입니다.

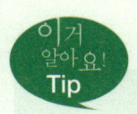

생활에서 실천하는 효소 섭취 방법

효소는 처방받는 약이 아니므로 몸의 상태나 원하는 효과에 따라 횟수와 시간을 자유롭게 할 수 있다. 기간을 정해놓고 식사와 함께 섭취할 수 있고, 단식을 병행하며 효소 식품을 물과 함께 섭취하는 방법도 있다.

(1) 섭취 시간 - 오전 기상 직후 또는 취침 2시간 전, 공복에 섭취하면 영양 성분 흡수율을 높일 수 있다

(2) 섭취 횟수와 양 - 섭취하는 횟수에는 제한이 없으나 건강 증진과 체질 개선을 위해서는 1일 1~2회 소량 섭취하고, 병의 회복을 위해서는 1일 4~5회 다량을 식전에 섭취하는 것이 좋다.

(3) 섭취 기간 : 체질 및 건강상태에 따라, 혹은 원하는 효과에 따라 기간의 차이를 둘 수 있다. 보통 10일, 1개월, 4개월, 6개월 동안 몸 속의 변화가 시작되므로 4개월 이상 섭취할 경우 적지 않은 효과를 볼 수 있다.

【체내 해독지수 체크리스트】

항목 당 7~8개 이상이면 해독이 필요합니다.

〈 장에 독소가 쌓인 경우 〉

☐ 먹는 것에 비해 비만이다.
☐ 보약을 먹어도 효과가 없다.
☐ 늘 배가 더부룩하고 소화가 잘 안 된다.
☐ 이유 없이 복통이 잦다.
☐ 오랜 설사나 변비로 고생하고 있다.
☐ 콜레스테롤 수치가 높고 혈압조절이 잘 안 된다.
☐ 안면홍조가 있다.
☐ 잘 붓고 방광염이나 질염이 자주 생긴다.
☐ 이유 없이 잠이 쏟아진다.

〈 신장에 독소가 쌓인 경우 〉

☐ 혈뇨나 콜라색 소변을 본다.
☐ 요실금이 있다.
☐ 빈뇨가 있다.
☐ 밤에 소변을 자주 본다.

- ☐ 잔뇨감이 느껴진다.
- ☐ 질액이 탁하다.
- ☐ 성기능이 저하됐다.
- ☐ 만성피로가 심각하다.
- ☐ 아침에 일어나면 붓고 오후가 되면 빠진다.
- ☐ 턱 부위 U자 모양에 난 여드름으로 오랫동안 고생하고 있다.

〈간에 독소가 쌓인 경우〉

- ☐ 지방간이 있다.
- ☐ 얼굴이 누렇게 떠 있다.
- ☐ 담이 결리고 목이 뻐근하다.
- ☐ 피부 알레르기가 심하다.
- ☐ 당뇨가 있다.
- ☐ 소화가 잘 안 된다.
- ☐ 많이 피곤하다.
- ☐ 성욕이 감퇴했다.
- ☐ 눈이 침침하다.
- ☐ 몸이 항상 무겁고 주량이 갑자기 줄었다.

_출처 경향신문 (헬스경향)

6

정신요법

나는 그저 웃었을 뿐이다

우리는 흔히 '행복하기 때문에 웃는 것이 아니라
웃기 때문에 행복하다' 는 말들을 자주 하곤 합니다.
웃을 일이 있어 웃는 것이 아니라,
웃어야 웃을 일이 생긴다는 말이지요.
언뜻 들으면 '웃는다는 게 그렇게 힘든 일인가' 생각할 수 있지만
하루를 돌이켜 보면 몇 번이나 웃고 살았는지
기억이 잘 나지 않습니다.
그만큼 웃고 산다는 건, 생각만큼 쉬운 일은 아닙니다.

하지만 단순히 웃는 것만으로 몸이 건강해 질 수 있다면 어떨까요?
암에 관련된 여러 가지 치유 방법을 이야기 하는 과정에서
'웃음' 이라는 화두를 던진 이유는 아주 간단합니다.
쓴웃음이든, 억지웃음이든, 박장대소든, 그 무엇이든

'웃는다'는 행위가 가져다주는 결과는 실로 대단하기 때문입니다.

**누군가 저에게 '당신을 버티게 한 힘은 무엇입니까?'
하고 물어보면주저 없이 나는 '매일 웃고 살았기에
지금도 살아있다'고 답을 합니다.**
긴 치유의 과정을 거치고 암을 완치했던 사람들을 만나보면
이들 역시 하나의 공통점을 가지고 있습니다.
얼굴에 늘 웃음이 있고, 매사 긍정적으로 살아가고자 애쓰며
작은 것 하나에도 행복을 느낄 줄 아는 사람들입니다.
이들은 떨어지는 낙엽에도 사춘기의 순수한 소녀처럼 웃는,
그야말로 생기가 넘치는 분들이지요.
'웃음 치료'를 질병 치유의 중요한 방법으로 많은 곳에서
선택하고 있는 이유는 이처럼 '웃음'이 주는 위대한 결과가
너무나 많은 사례를 통해 증명되어 왔기 때문입니다.

실제로 '웃음'은 우리 몸에 많은 변화를 일으킵니다.
뇌하수체에서 엔돌핀이나 엔케팔린 같은 자연 진통제가 만들어지고,
통증이나 신경통 같은 염증을 낫게 하는 화학물질이 분비되기도 합니다.
또 동맥이 이완되어 혈액 순환이 좋아지고 혈압도 낮아지게 되지요.
3~4분간의 웃음은, 맥박을 배로 증가시켜 혈액에 많은 산소를 공급하고
어깨 주위의 상체 근육이 운동을 한 것과 같은 효과를 주기도 합니다.
특히 뇌졸중의 원인이 되는 순환계의 질환을 예방하고

암 환자의 통증을 경감시키기도 합니다.

무엇보다 마음을 지배하는 메커니즘에도 영향을 줍니다.
웃음을 통해 장기의 안정을 도모하는 부교감신경이 자극될 경우
심장 박동이 안정화되면서 스트레스와 분노, 긴장감이 완화됩니다.
'하루에 15초씩 웃으면 수명이 이틀 더 연장된다' 는 말이
괜히 나온 말은 아닙니다.
웃음이라는 명제를 통해 '웃음 치료' 를 질병 치유의
한 방법으로 타당성 있는 연장선을 만들어 볼 수 있는 것입니다.

'1분의 마법' 으로 몸과 마음을 치유하다

사실 웃음 치료에는 많은 뜻이 내포되어 있습니다.
웃음이 가져다주는 긍정적인 효과를 통해
병을 치유하는 것뿐 아니라
삶의 근심걱정이나 스트레스를 날려버리고
행복한 삶을 살고자 하는 인간의 본능적인 바람이 담겨져 있습니다.

정신이 건강하면 몸도 건강해지고,
몸이 건강해지면 정신이 건강해진다는 삶의 진리를 통해
'정말로 건강해지기를 바라는 행동' 을 하는 것입니다.

이러한 웃음 치료는 병의 5할은 마음에서 시작된다는 논리에
많은 타당성을 실어주기도 합니다.

많은 학자들은 웃음을 '1분의 마법' 이라고도 부릅니다.
1분이라는 짧은 시간만 웃어도 암세포를 잡아먹는 NK세포와 T세포,
염증을 막아주는 항체 면역글로빈 A나 보조세포 3,
바이러스를 공격하는 호르몬 감마 인터페론이 증가하기 때문이지요.
호탕하게 웃는 웃음으로 NK세포가 14% 증가하고
1~5분 정도 웃게 되면 NK세포의 증가가 5~6시간 지속되어
그 효과는 12시간 이상 유지된다고 합니다.
그 어떤 약도 가지지 못하는 효능을 웃음이 대신하는 것입니다.
암을 치유하는 많은 환자들이 웃음 치료에 집중하는 것도
이런 이유에서입니다.

건강한 감정 표현을 통하여 얻을 수 있는 효과는 또 있습니다.
뇌하수체에서 자연 진통제가 분비되어 고통을 줄여주고
인체의 면역력을 높여 질병에 대한 저항력을 키워주기도 합니다.
물론 웃겨서 웃는지, 억지로 웃는지는 아무런 상관이 없습니다.
그저 웃는다는 것만으로도
우리의 몸은 충분한 긍정의 에너지를 받게 됩니다.

웃음치료처럼 부작용이 없고 경제적이며,
어느 질병에나 적용 가능한 치료방법은 지구상에 존재하지 않습니다.

'만병통치약' 이라는 표현은 이럴 때 사용하는 것이지요.

지구상에 존재하는 유일한 '만병통치약'

보통 암을 치료할 때 가장 먼저 듣게 되는 말이 있습니다.
'생활 습관을 고쳐야 한다' 는 것입니다.
이와 함께 '근본을 고쳐야 한다' 는 말도 듣게 됩니다.
여기에서 말하는 근본이란,
몸은 물론 마음의 근본까지 고쳐나가야 한다는 뜻입니다.
반드시 나을 수 있다는 믿음을 가지고
꼭 이겨내고야 말겠다는 강한 의지를 몸과 마음에 새길 때,
어떤 치료 과정을 거치든 좋은 결과를 얻게 되는 것입니다.
몸에 가득 쌓인 독소를 비우고, 좋은 영양소를 채워 나가듯
마음 역시 마찬가지입니다.
명상이나 두뇌 호흡을 통해 마음을 가지런히 비우고,
웃음의 긍정 에너지로 오늘 하루를 살아야
하는 것입니다.

'사랑으로, 웃으며, 즐겁게'.
이 말은 암 투병 당시 하루를 사는 나의 모습이었습니다.
그 누구보다도 치열하게 사랑하고, 밝게 웃었으며, 즐겁게
살았습니다.

'반드시 낫는다'는 믿음을 단 한 번도 의심해 본적이 없었습니다.
마음을 다스리고 웃음으로 삶을 채워 나가면
병의 절반은 이미 치유된 것이나 다름없다고 믿었으니까요.
'믿음대로 된다'는 말은 꼭 저를 두고 하는 말 같았습니다.

의사에게 사형선고를 받았던 많은 이들이 했던 말입니다.
"그 누구도 나의 삶을 단정 지을 수 없습니다.
나는 나에게 주어진 삶만큼 하루하루 열심히
살아갈 것입니다.
의사의 말대로라면 나는 이미 이 세상 사람이 아닙니다.
하지만 나는 오늘도 여전히 살아 있으며,
내일은 오늘보다 더욱 열심히 살아갈 것입니다.
나는 그 누구보다 내 자신을 믿기에, 꼭 살아남을 것입니다."

'웃음'과 '긍정'에 절실해지는 만큼,

여러분의 몸도 절실히 나아지기를 원하게 될 것입니다.
마음이 바뀌면 몸도 바뀌게 되니까요.

생활 속에서 실천하는 웃음요법 따라 해보세요

- 상의에 웃음 뺏지를 단 후 보면서 누르면서 자동으로 웃는다.
- 집 현관에 웃음존을 만들어 그곳을 지날 때마다 웃는다.
- 재미있는 TV 프로그램이나 코미디 영화를 본다.
- 불안하거나 짜증이 날 때, 펜을 가로로 입에 물고 잠시 앉아 있는다.
- 평소 거울을 보고 웃는 연습을 한다.
- 춤을 추거나 달리기를 한다.
- 즐겁고 밝은 음악을 들으며 일광욕을 한다.
- 여럿이 할 수 있는 소재를 찾아 함께 즐거움을 나눈다.

4장

다시
일어설 수 있었던
힘의 원천

1. 확신을 통해 갖게 된 '온전한 채움' 177
2. 선물처럼 주어진 '인생의 2막'을 채우다 179
3. 나를 돌보지 않은 지난날의 무책임을 꾸짖다 182
4. 웃으며 감당하는 자, 울며 절망하는 자 189
5. 암과의 동행을 통해 자유를 얻다 193

선물처럼 주어진 삶을 살면서 가장 크게 바뀐 것은
내 자신을 소중하게 여기고 사랑하게 된 것이었습니다.
스스로를 아끼고 돌보지 않았던
지난날의 무책임함을 꾸짖기라도 하듯
작고 초라하게 병든 나의 모습을 보며 깨닫게 된 사실.

'세상에서 나를 가장 사랑하는 사람은 바로 나다.
내가 나를 책임질 수 있을 때,
가족과 함께 할 수 있다' 는 것이었습니다.
그래서 오늘도 '괜찮아, 잘했어, 훌륭하게 해냈어' 라는
칭찬과 격려의 말로 '나를 사랑하는 방법' 을 실천하고 있습니다.

1

확신을 통해 갖게 된 '온전한 채움'

"비호지킨 림프종 2기입니다.
입원하시고 항암치료 시작하셔야 합니다."

의사에게 처음 그 말을 듣던 순간,
그날의 기억은 아직도 생생하게 남아있습니다.
겪어보지 않으면 아무도 모른다는
세상의 속된 말들이 비수처럼 꽂히던 그 날.
문득 떠오른 그 먹먹함이 아직도 가슴 한켠에 남아있습니다.

그렇게 16개월간의 긴 터널을 지나
다시는 돌아오지 못할 것 같았던 가족의 품으로 돌아온 지금.
그리고 남들이 말하는 '제 2의 삶'을 살고 있는 오늘.
혹독한 고통 속에 살아야 한다는 의지 하나로 치열하게 견뎌
냈던 그 시간들은 나의 삶을 완전히 달라지게 했습니다.

선물처럼 주어진 나의 '인생 2막'은 그렇게
온전히 나와 가족의 건강을 위한 시간들로 채워져 갔습니다.

암 투병 당시, 나의 머릿속을 가득 채웠던 것은
'왜 내가 암에 걸리게 되었을까' 하는 질문이었습니다.
원인이 무엇일까. 무엇이 잘못된 걸까.
끊임없는 질문을 스스로에게 던지며 그 이유를 알고자 했습니다.

그러다 문득, 살면서 겪었던 두 번의 시련이 떠올랐습니다.
한의학에서는 몸에 큰 충격이 온 다음 15년이 지나면
몸에 병이 온다고 했던 말이 생각이 났습니다.
그랬구나. 사경을 헤맸던 교통사고와 유산의 아픔이
나의 몸속에 고스란히 상처로 남아 있었구나.
이후에도 추어탕 집을 하면서 내 몸 하나 돌볼 틈 없이
바쁘게만 살아왔던 모습들이 주마등처럼 스쳐 지나갔습니다.

그런 깨달음의 시간이 지나고 암은 몸 속에서 사라졌으며
두 번 다시 겪지 않으리라는 다짐 속에
또 다른 삶이 시작되었습니다.
'선물처럼 주어진 오늘을 결코 예전처럼 살지 않으리라.'
저의 이런 다짐은 생활의 변화로 이어졌습니다.

2

선물처럼 주어진 '인생의 2막'을 채우다

가장 먼저 변화를 준 건 온가족 식습관의 교정이었습니다.
하루 한 끼는 효소식으로 진행하고,
그냥 대충 한 끼 때우는 식으로 먹어왔던 식사 태도를 바꾸어
감사한 마음으로 꼭꼭 씹어 먹는 습관을 들였습니다.
식재료 역시 뿌리채소와 줄기채소, 열매까지
자연 그대로의 것을 온전히 먹고
다양한 색깔의 음식을 고루 섭취하고자 했습니다.
조리방법 역시 튀기거나 볶는 대신 찌거나 삶아 먹었으며
조리 과정은 가능한 단축시켰습니다.

반드시 몸에 좋은 음식을 먹어야 한다는
강박을 버리는 것도 큰 숙제 중 하나였습니다.
몸에 좋은 음식을 먹되, 가끔은 기분 좋게
먹고 싶은 것을 먹기도 했지요.
가족의 건강을 위해 정해놓은 원칙을 융통성 있게 따르면서

건강한 음식 섭취와
먹는 즐거움의 균형을 유지하기 위해 애썼습니다.
상대적으로 건강한 식재료를 골라
감사한 마음으로 즐기면서 먹는 방법이
가장 현명한 식습관이라는 것을 살면서 터득하게 되었습니다.

암에 걸린 사람이든 아니든
건강에 조금이라도 관심을 갖고 있는 사람이라면
어떤 식재료가 건강에 좋은지 잘 알고 있습니다.
때문에 '하지 말아야 할 것을 하지 않는 것' 에
집중하는 것도 좋은 방법입니다.
같은 식재료를 사용하더라도 염분을 최대한 줄이고
몸에 좋은 음식이라도 과식하는 습관을 버리는 것이지요.
지금의 식단이 제대로 된 것인가를 살펴보기 위해
본인의 배변 상태를 수시로 체크하고 확인해 보는 것도 필요합니다.

수면 습관과 생활환경을 돌아보는 과정 역시
반드시 거쳐야 했습니다.
식당을 운영하면서 밤늦게까지 일하고 새벽에 잠들었던
불규칙한 수면 패턴을 완전히 버리고
일정한 시간에 잠자리에 들어 숙면을 취할 수 있도록 했습니다.
충분한 휴식 속에 몸의 면역력이 회복될 수 있음을

너무나 잘 알고 있었기 때문에
생활의 리듬을 규칙적으로 유지하는 습관을 들이도록 했습니다.
가능한 많은 시간을 자연과 함께 하면서
좋은 공기를 마시고 몸과 마음이 편안하게 쉴 수 있도록
스스로를 배려하는 것도 잊지 않았습니다.

3

나를 돌보지 않은
지난날의 무책임을 꾸짖다

이러한 일상의 노력은 일을 하면서도 이어지도록 했습니다.
돈을 벌고 성공하기 위해 오로지 앞만 보고 달려왔던 지난날의
허무하고 덧없는 발걸음은 더 이상 돌아보지 않았지요.
아파봐야 세상만사가 덧없음을 알게 되니까요.

살기 위해서는 누구나 일을 하고 돈을 벌어야 합니다.
하지만 같은 일을 하더라도 마음가짐에 따라 완전히 달라집니다.
일에 쫓겨, 성공하고픈 욕심에 끌려 다니는 삶을 살지 말고
바쁘지도 게으르지도 않게 부지런한 삶이 되도록
바꾸어보는 것입니다.
'조금만 더, 하나만 더'가 아닌,
'이것이면 충분하다'고 만족하는 하루를 살아보는 것이지요.
세상과 사람을 보는 눈이 바뀌어 있음을 깨닫게 될 것입니다.

선물처럼 주어진 삶을 살면서 가장 크게 바뀐 것은
내 자신을 소중하게 여기고 사랑하게 된 것이었습니다.
스스로를 아끼고 돌보지 않았던
지난날의 무책임함을 꾸짖기라도 하듯
작고 초라하게 병든 나의 모습을 보며 깨닫게 된 사실.
'세상에서 나를 가장 사랑하는 사람은 바로 나다.
내가 나를 책임질 수 있을 때,
가족과 함께 할 수 있다' 는 것이었습니다.
그래서 오늘도 '괜찮아, 잘했어, 훌륭하게 해냈어' 라는
칭찬과 격려의 말로 '나를 사랑하는 방법' 을 실천하고 있습니다.

암이 없는 세상에서 건강하게 살고 싶다는 생각은
나와 관계성이 주어진 사람들과의 '좋은 관계' 로부터 시작됩니다.
살다보면 가장 많은 스트레스를 받게 되는 것도
사람과의 관계 속에서 생기기 때문이지요.
잊을 것은 잊고, 용서를 구할 것은 구하고
지난날은 등 뒤로 넘길 줄 아는 자유함을 통해
축복은 결국 내게로 발걸음을 옮기게 될 것입니다.

암이라는 최악의 상황에 맞닥뜨리게 되면
누구나 나만의 절대 신을 향해 두 손을 모으게 됩니다.
저 역시 고통스럽거나 절망이 올 때

두 손 모아 나의 신께 간절한 기도를 드리곤 했습니다.
새삼 이 부분을 이야기 하는 이유는,
감당할 수 없는 시련이 주어졌을 때
온전히 나를 맡기고 내려놓을 수 있는 나만의 믿음이
꼭 필요하다는 것을 말씀드리고 싶어서입니다.
어떤 믿음을 가지고 있든 상관없습니다.
평소 자신의 절대 신을 믿고 의지하며
모든 짐을 내려놓고 그의 뜻대로 살기를 원한다면,
삶이 주는 무게를 조금이나마 덜어 내어
가벼운 삶을 살 수 있을 것입니다.

그리운 친구들에게 보내는 편지

요양병원에서 만나 하늘나라로 먼저 간
동갑내기 친구들에게~~

오랜만에 친구들에게 편지를 써본다.
2010년 8월 우리가 처음 병원에서 만나
동갑내기가 사는 곳도 경기도 일산이라 유난히 가깝고
편하게 잘 지냈었지.

나도 어디서든 빠지지 않고 적극적인 편인데
친구들 또한 적극적이고 진취적이어서
옆에 동료들, 환우들 잘 이끌어주고 앞장서서 리드하고
솔선수범했었지.
우리는 요양병원에 함께 입원해 있으면서도
각자 치료는 자기 방식대로 하는 편이었지.

나는 처음부터 병원규칙보다는 나름의 자연요법으로
24kg이 빠져 가면서도 혼자 외롭게 치료에 열중했지.
그립고 보고픈 친구야!

함께 입원했을 때의 일이 어제처럼 느껴지기도 해.
병원 행사에서 우리 둘이 각자 팀 대표가 되어
환자인 것도 잊은채 있는 힘 다해 응원하며 팀을 이끌던 모습.
기타치며 목청껏 노래솜씨를 뽐내 결국 '대상'을 탄
친구의 함박웃음이 지금도 눈에 선해.
아쉽게도 난 장려상에 만족해야 했지만.
팔방미인인 음악을 전공한 친구가 늘 부러움의 대상이기도 했어.

친구는 그때 우리 딸과 같이 동갑인 91년생 딸이 대학생이었고
둘째 아들은 고2에, 남편은 대학교에서 강의하고 있다고
말해 주었는데….

친구야, 정말 미안하다.
맘같아선 한걸음에 달려가 보고도 싶었지.
계속 병원에서 안 좋다는 소식만 듣다가
나중에 결국 하늘나라로 갔다는 이야기 듣고 많이도 울었어.
이제는 하늘나라에 있으니 암으로 고통 받지 않고
편안하게 잘 있겠지.

암에 걸려 서로 만나
함께 사진도 찍고, 식사도 자주 같이 하고
잣나무 숲에서 동갑내기 또 다른 친구랑 피톤치드 마시면서

고스톱 쳐서 딴 돈으로 두리안 사서 단백질 보충한다고
깔깔거리며 맛있게도 먹었었지.
함께 생활했던 그 시절의 절친했던 친구들이
너무너무 그립고 보고 싶구나.

사랑하는 가족들 두고 눈 감을 때 친구의 마음은 어땠을까?
친구는 유난히도 딸 자랑도 많이 했는데,
난 지금 너희 가족들이 궁금하면서 너무 보고 싶단다.
친구야, 우리에게 찾아온 암을 인연으로
함께 한 시간들을 돌아보면 끝까지 함께 하지 못한
미안함과 안타까움에 잠못이룰 때가 많단다.

모든 음악을 사랑하고 좋아했던 친구야!
이제는 아픔이 없는 하늘나라에서 즐겁게 노래 부르며
행복하게 지내렴.

그리고 한 친구는 책 읽는 것을 좋아했지.
책도 쓰고 하고 싶은 거 실컷 하면서 잘 지내렴.
가끔 너희들과 웃고 생활했던 추억들이 생각나면
나 혼자 쓸쓸한 마음으로 책을 펼치며 줄거리를 잇다가
결국 눈가에 맺힌 눈물로 마음을 추스리며
그리움은 친구가 준 소중한 선물로 생각하기도 해.

나는 밤 깊은 이 시간
가장 가깝고도
가장 먼 곳으로
먼저 떠난 친구들을 향한 그리움을
칠흙의 어둠과 눈부신 보름달에 새기면서
다시 한 번 그때 그 시절을 잊지 못하고 있단다.

친구가 멈춘 길,
끝까지 걸어서 갈 수 있도록 힘 낼게.

친구도
부디 행복하길
가슴으로 바란다.

사랑하는 내 친구들, 안녕…

4

웃으며 감당하는 자, 울며 절망하는 자

요양병원과 한의원에서 많은 환우들을 만나면서 알게 된 건
어렵고 힘든 상황 속에서도 삶을 마주하는 태도가
너무나 다르다는 사실이었습니다.
말기 암으로 고통 속에 치료받으면서도
언제나 밝고 유쾌하게 사는 사람이 있는가 하면
초기 암에 예후도 좋아 걱정할 것 없어 보이는 사람인데도
얼굴에 근심이 끊이지 않는 사람이 있었습니다.
같은 공간에서 같은 치료를 받았지만
치료의 과정을 감당하고 받아들이는 모습은 확연히 달랐습니다.

웃으며 감당하는 자, 울며 절망하는 자.
부정적인 감정과 두려움의 무게가
육체를 얼마나 최악의 상황으로 몰고 갈 수 있는지를
알 수 있었습니다.

이 모습은 비단 질병에 걸린 상황에서만
볼 수 있는 경우는 아닙니다.
평소 우리 삶의 모습이자, 각자의 모습입니다.
때문에 우리는 세상 모든 짐 지고 사는 대단한 사람이 되기보다
싱겁고 유쾌하며 가볍게 사는 사람이 되기를 선택했습니다.
그리고 감사와 긍정의 삶을 사는 자가 되기로 마음먹었습니다.

알다시피 감사와 긍정의 삶을 사는 자에게는
통증을 대하는 태도 역시 다르게 다가옵니다.
대부분의 암 환자가 치유 과정에서 겪게 되는 엄청난 고통은
감당할 수 없을 만큼의 무게로 다가오는데,
이 과정을 감당하기 위해서는
저마다의 통증 극복 방법을 알고 있어야 합니다.

피할 수 없다면 당당히 맞설 각오를 하고
통증 자체에 대한 두려움을 떨쳐내는 것이 우선입니다.
통증을 느낀다는 건, 몸 속의 시스템이
정상적으로 작동하는 하나의 과정이라는 것을 인지하고
참을 수 없는 순간에는 진통제 등의 방법을
죄책감 없이 받아들이는 것도 괜찮습니다.
중요한 건, 암 환자에게 있어 고통은
당연한 과정이라 생각하고 올곧게 맞서 이겨내는 것이지요.

삶의 고통 역시 마찬가지입니다.
살아가는 과정마다 늘 있는 고통과 좌절의 순간들을
담대하게 받아들인다면 지금보다 나은 내일을 맞이할 수 있을 것입니다.

내가 암 환자임을 기억하되 일상에서는 자유로워야 합니다.
암 환자이기 때문에 지켜야할 수많은 제약 속에 얽매여 있다 보면
작은 행복을 느낄 여유도 없이 퍽퍽한 삶을 살 수도 있습니다.
회복을 위해 기억해야 하는 생활수칙은 반드시 지키면서
암 환자라는 족쇄에서 스스로 벗어나야 하는 것이지요.
그러나 '신중함을 잃지 않는 유연성' 은 반드시 유념해야 합니다.

만일 자연치유를 선택한 사람이라면
암에 좋다는 수많은 약과 치료에 현혹되지 않아야 합니다.
그리고 본인만의 치료 원칙을 반드시 정하는 것이 좋습니다.
 '자연에 몸을 맡기자.
병은 한 가지인데 약은 만 가지다.
중간에 약을 바꾸지 말자.
약이 독이 될 수도 있다.
치료 방법은 신중히 검토한 후 선택한다.
병을 이겨내는 것도 나다.
보호자의 건강관리에 신경 쓰자.'
우리 부부가 엄격히 지켜왔던 수칙이었습니다.

나중에야 우리의 치료 수칙이 틀리지 않았음을 알게 되었지요.

지금도 가끔씩 그 과정을 어떻게 해냈는지 돌이켜 보곤 합니다.
하루의 시간이 마치 십년처럼 느껴질 때도 있었고
어느 날 돌아보니 한 달이 훌쩍 지나가 있기도 했습니다.
그런 시간과 날짜에 대한 '무뎌짐'이
산속 요양병원에 있는 나에게는 오히려 큰 도움이 되었습니다.
'기필코 나으리라' 는 믿음 속에
'언제까지 나아야 한다' 는 시한은 없었기 때문이죠.
지금의 이 고통도 언젠가는 지나가리라 여겼던
마음의 한 자락이 그날 하루를 웃게 했던 힘이었습니다.

5

암과의 동행을 통해 자유를 얻다

암과 싸우기 위해 살지 마라.

사실 암을 이겨내는 데 중요한 건 '암과 싸우기
위해 사는 것'을 목표로 두지 않는 것입니다.
내 삶의 목표를 '암 정복'이 아닌 건강하고
행복한 삶을 살아가는 데 두는 것이지요.

돌이켜 생각해 보니,
암과의 동행을 통해 지금의 삶이
보다 자유로워졌음을 알게 되었습니다.
자유함 속에 온 가족의 일상이 건강하게 바뀌었고
나를 묶어두었던 수많은 일로부터
몸과 마음의 여유를 갖게 되었으며
대충했던 매끼의 식사를 감사의 선물로 받게 되었지요.

모든 일에 뜻이 있고
뜻이 있는 곳에 길이 있음을,
그 길속에는 나를 사랑하는 가족이 있다는 것을
깨닫게 되었습니다.

때문에 오늘 나는,
나를 아프게 했던 모든 날들에 감사를 드립니다.
세상 모든 걸 잃어도 다시 일어설 수 있었던 힘,
오늘의 나를 있게 해 준 나의 가족에게 사랑과 감사를 전합니다.
함께하기에 더욱 소중한 이 하루를 선물로 허락하심을
감사드립니다.

꿈, 그리고 희망을 노래하다

이형복

우리 삶에서 고난과 고통은 생각하기 나름입니다.
이 아픔과 고통은 결국 행복을 싸맨 보따리입니다.
지금 이 암이 나에게 더 큰 행복을 줄 것이라 믿고 행하세요.
믿는 자에게 능치 못 할 일이 없습니다.
항상 기뻐하고 범사에 감사하십시오.
희망의 염원은 이루어집니다.
그 꿈을 확신한다면, 당신의 믿음대로 반드시 이루어집니다.

2016년
1월 17일

시어머님 87회 생신날 어머님께 쓴 편지

사랑하는 어머님께!
이렇게 어머님 생신잔치에서 편지를 쓸 수 있게 되어
행복합니다. 89년 결혼해서 지금까지 살아오면서
철없고 눈치 없는 막내며느리를 귀엽게 받아주셔서 감사합니다.
특히 제가 아플 때마다 제 병상을 지켜주셔서
이렇게 살아 있습니다.
제가 암에 걸려 24kg나 빠져 힘들어 할 때 밥상에 나온
야채를 손수건에 짜서 야채 주스를 제 입에 넣어 주실 때,
저는 어머님을 보면서 꼭 살아야 되겠다는 각오를 다짐했죠!
그런 어머님의 극진한 정성으로 저는 이렇게 살아나서
'삶은 끝없는 도전이다' 는 좌우명으로 건강의 중요성과
가정의 행복을 알리며 열심히 봉사하였더니
방송에도 나가고, 이제는 전국의 스타부부강사가 되었습니다.
이 모든 영광이 어머님 덕분입니다.

이 자리를 빌려 어머님께 감사와 영광을 전하고 싶습니다!

고맙습니다.
어머님! 암을 완쾌되게 도와주셔서!
미안합니다.
어머님과 살면서 세 번이나 크게 많이 아파 힘들게 해서
사랑해요!
이 생명 다할 때까지 막내며느리로써 열심히 행복하게 잘살게요!
어머님! 사랑합니다!

> 2017년
> 2월 24일

하늘나라로 떠나신 시어머님께 올리는 글

어머님이 이 지구별 여행을 마치셨습니다.
사랑하는 어머님께서 하늘나라로
여행을 떠나가셨습니다.

어머님께서 이 지구별 여행을
행복하게 즐겁게 마치시고 떠나셨습니다.

어머님의 하늘나라 여행을
행복하게 즐겁게 하시길 기원합니다.

어머님!
수고 많으셨습니다.
어머님 정말 많이 보고 싶을 거예요.
사랑합니다.

~ 행복 십계명 ~

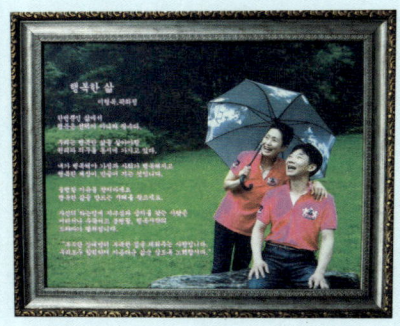

사랑하세요 - 모든 것을

건강하세요 - 항상

친절하세요 - 누구에게나

용감하세요 - 어떤 일에나

효도하세요 - 부모님께

노력하세요 - 사는 날까지

진실하세요 - 어떤 일에도

겸손하세요 - 모든 일에

밝게 웃으세요 - 슬플 때도

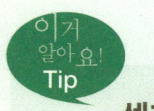

셀프 건강법

1. 일찍 자고 일찍 일어나라.
세포의 신진대사를 촉진하는 각종 호르몬은 밤 12시 전후에 가장 활발히 분비된다. 이 시간대에 숙면을 하면 뼈와 근육이 튼튼해지고 피부가 재생되는 것을 느끼게 된다.

2. 자주 씻지 마라.
몇 번씩 비누로 얼굴을 씻으면 나쁜 균이 사라짐과 동시에 몸에 치명적인 균이 정착하는 것을 막아주는 포도상 구균과 피지도 사라져 결과적으로 나쁜 균이 증식할 수 있다. 특히 세안 후 영양크림 같은 화장품을 바르면 나쁜 균의 환경을 제공하는 것과 같다.

3. 스킨십은 통증과 스트레스를 없애준다.
어릴 때 배가 아프면 어머니가 배를 어루만져준 기억이 있을 것이다. 의학 용어로 '탁틸케어'라고 하는데, 주로 북유럽에서 간호사들이 미숙아들에게 쓴 방법이다. 스킨십은 공격성을 완화하고 스트레스를 해소해주니 자주 해보자.

4. 입을 끊임없이 움직여라.
입을 움직이는 근육은 뇌신경과 연결되기 때문에 뇌를 활성화하는 데 도움이 된다. 또한 소리를 내면 스트레스가 해소되고, 다른 사람과 이야기를 하면 오감이 자극받아 뇌도 활발히 움직인다.

5. 걷고 또 걸어라.
나이 들어도 근육은 사용하면 할수록 굵어지고 강해진다. 반대로 사용하지 않으면 하루에 3% 이상씩 근력이 저하되며, 고령자의 경우 한 달만 누워 지내도 제 힘으로 걸을 수조차 없다. 건강히 오래 살려면 몸을 계속 움직이는 것이 제일 좋은 방법이다.

6. 고독에 시달리지 마라.
치매는 흔히 '고독병' 이라고 말한다. 하루 종일 혼자서 텔레비전만 보는 일상이 계속되면 뇌는 완전히 수동적이 되어 점점 퇴화된다. 손자에게 줄 목도리를 짜거나, 주위 사람들에게 편지를 써보는 것도 좋다.

7. 자신을 방치하라.
학계에서는 '의사가 파업하면 사망률이 줄어든다 '는 말이 있다. 심하지 않은 통증과 질환은 내버려두자. 오히려 병원에 가서 더 나빠지거나 병균이 옮는 경우가 있다. 특히 고령자는 입원을 권유받았을 때 정말로 필요한 지 생각해 본 후 결정하는 것이 좋다.

8. 마음껏 울고 웃어라.
희로애락이 강할수록 뇌는 아주 활발하게 움직인다. 또한 뇌는 강렬한 감정이 동반되는 체험 위주로 기억을 정리한다. 오감을 가능한 젊게 유지해 둔감해지지 않도록 하는 것이 노화의 진행을 늦추는 방법이다.

출처 〔우먼센스 2014년 2월호〕

5장

암을 극복한 사람들의 특성은?

암, 똑똑하게 알고 현명하게 대처하는 법 202

(1) 암에 걸리기 쉬운 체질이나 성격이 따로 있나요?
(2) 암은 왜 재발이 많은가요?
(3) 면역력과 암은 무슨 관계가 있나요?
(4) 면역력을 진단하는 방법이 따로 있나요?
(5) 면역력을 높이기 위해서는 어떻게 해야 하나요?
(6) 면역력을 높이려면 어떤 식습관을 가져야 하나요?
(7) 운동과 면역력은 어떤 관계가 있나요?
(8) 몸이 따뜻해지면 좋다고 하는데, 족욕은 어떤 효과가 있나요?
(9) 웃는 것만으로도 면역력이 높아지나요?
(10) 나을 수 있다는 믿음이 암 치료에 정말 효과가 있나요?
(11) 암 판정을 받은 후, 의사가 수술을 권하면 어떻게 해야 하나요?
(12) 만일 수술하기로 결정했다면 언제 하는 것이 좋나요?
(13) 암이 전이되었을 때는 수술 받지 말아야 하나요?
(14) 좋은 의사는 어떻게 알 수 있나요?
(15) 의사의 도움 없이도 암을 나을 수 있나요?
(16) 통증 때문에 사용하는 모르핀은 어떻게 해야 하나요?
(17) 항암제는 어떤 경우에 쓰는 것이 바람직한가요?
(18) 어떤 경우에 방사선 치료를 받아도 되나요?
(19) 유방암 치료에 사용하는 호르몬제는 안전한가요?
(20) 암에 걸리지 않으려면 어떻게 해야 하나요?

암, 똑똑하게 알고
현명하게 대처하는 법

(1) 암에 걸리기 쉬운 체질이나 성격이 따로 있나요?

암에 걸리기 쉬운 체질이 따로 있는 것은 아니지만 성격이 영향을 미치는 것은 맞습니다. 암은 정상세포 유전자가 증식하는 과정에 이상이 생겨 발병하는 것인데, 암의 시작이 되는 프로토간 유전자는 본래 세포를 증식시키기 위한 유전자여서 누구에게나 있습니다. 암에 걸릴 토대는 누구에게나 공평하게 있는 것이지요.

흔히 암이 생기는 원인 가운데 50%는 육체적인 것에 원인이 있고, 나머지 50%는 정신적인 것에 원인이 있다고들 합니다. 육체적인 상황이 동일하다는 가정 하에서 보면, 스트레스를 받았을 때 남달리 신경을 쓰는 사람이 그렇지 않은 사람보다 암이 더 많이 발병할 수 있습니다.

따라서 육체적인 체질로 본다면 암 유전자의 토대를 갖고 있다는 점에서 모두 같지만 성격도 유전적인 요소가 크기 때문에 암에 걸리기 쉬운 사람이 될 수도 있습니다. 이러한 관점에서 보면 사람의 성격은 암에 걸리기 쉬운 체질인지 아닌지의 여부를 결정짓는 매우 중요한 요소가 되기도 합니다. 이처럼 사람의 '성격' 은 암의 발병 원인에 큰 요소로 작용하기도 하지만 암 발병 이후 치료에도 많은 영향을 미칩니다.

무슨 일이 생길 때마다 너무 예민하게 받아들이거나 스트레스를 필요 이상으로 받을 경우 면역력을 더욱 떨어뜨리는 방향으로 가기 쉽습니다. 밝고 긍정적인 마인드와 낙관적인 성격으로 살기 위해 노력하는 것이 예방은 물론 치료에 매우 중요합니다.

(2) 암은 왜 재발이 많은가요?

암이 아주 미세하게 생겼다면 본인도 모르는 사이에 자연히 회복될 수도 있습니다. 하지만 의학 기술이 발달하면서 아주 작은 암을 도려내거나 축소시키는데 열중한 나머지 치료 과정에서 환자의 몸에 결정적인 타격을 입히기도 합니다.

현대 의학에서 암 치료를 위해 수술, 방사선, 항암제로 시행되는 항암 치료는 오히려 암과 싸우려는 환자의 체력을 소모시키게 되고 이는 환자의 면역력을 떨어뜨려 암이 재발하게 되는 경우가 많아지게 되는 것이지요.

물론 아주 작은 암세포가 자체 면역력으로 치유된다 하여도 지금껏 살아온 생활방식을 고집하면서 이를 방치한다면 결국 종양으로 발전하게 됩니다. 생활습관이나 태도를 바꾸지 않으면 암을 더욱 악화시키는 결과를 가져오게 되는 것입니다.

사실 암이 발생했다는 것은 면역 기능이 떨어졌다는 것을 의미합니다. 때문에 암 진단을 받은 사람이라면 지금까지의 생활태도를 바꾸고 면역력을 높이는 다양한 방법을 적극적으로 실천해 나가야 합니다.

하지만 수술이나 방사선, 항암제의 치료 요법으로 오직 종양이라는 결과만을 치료한다면 이 역시 암의 재발로 이어질 수 있습니다. 항암 치료는 환자의 체력을 급격히 떨어뜨리고 스트레스를 유발해 오히려 자체 면역력을 심각하게 손상시키기 때문입니다. 수술, 방사선, 항암제로 시행되는 항암 치료를 받음으로써 체력이 급격히 떨어지고 급기야 암세포와 싸울 힘마저 잃어버리게 되는 것입니다.

따라서 간단한 제거 수술을 받은 환자의 경우에는 암의 재발을 막기 위해서라도 병원에서 권하는 방사선이나 항암제 치료는 가능한 하지 않는 것이 좋습니다.

(3) 면역력과 암은 무슨 관계가 있나요?

사람마다 차이는 있지만 암 초기의 경우 면역력을 높이는 것만으로도 2~3개월 안에 회복이 가능하다고 말합니다. 물론 어느 정도 진행된 암이라면 최소 1~2년 정도의 시간이 걸리기도 하지요. 말기 암 환자의 경우, 회복될 확률이 낮아지기는 하지만 적지 않은 수가 회복에 성공하기도 합니다. 면역력 강화가 암 치료의 핵심이라 말할 수 있는 것이지요.

이처럼 중요한 면역력을 키워나갈 때 가장 중요한 것은 스스로 걷고 밥을 해먹고 목욕을 할 수 있는지, 혼자 산책을 할 수 있는지의 여부입니다. 자신의 몸의 기운을 스스로 북돋을 수 있을 때, 부교감신경이 자극되어 자신만의 힘으로 회복될 수 있기 때문입니다.

면역력이라는 것은 근본적으로 우리 몸의 자연 치료 능력을 의미하는데, 지나친 항암 치료를 받는 경우 몸이 기력을 잃게 되므로 사실 면역 치료와는 정반대의 길을 걷게 됩니다. 암에 걸렸다 하더라도 일상적인 생활은 계속 하면서 스스로 무언가를 할 수 있도록 면역력을 돌보고 강화시킨다면 사람마다 기간은 다르지만 결국에는 암에서 벗어날 수 있다는 얘기입니다.

그러나 가장 중요한 핵심은 내 몸을 믿고 기다리는 인내심과 꾸준한 실천입니다. 많은 이들이 면역치료를 시도하다가도 눈에 보이는 즉각적인 효과가 없으면 쉽게 포기하고 항암치료로 돌아가곤 합니다. 하지만 그렇게 해서는 결코 면역 치료의 효과를 볼 수 없습니다.

자신이 하고 있는 치료의 방법이 옳다는 긍정적인 마음을 가지고 내 몸에 맞는 올바른 식생활을 실천할 때, 암에서 벗어날 수 있다는 점을 기억하셔야 합니다.

(4) 면역력을 진단하는 방법이 따로 있나요?

　면역력을 진단하기 위한 가장 정확한 방법은 채혈을 통해 임파구의 수, 즉 백혈구의 수를 확인해 보는 것입니다. 대학병원은 물론 가까운 동네 일반 병원에서도 검사를 통해 알 수 있습니다. 하지만 이런 복잡한 검사를 받지 않고 외견만으로도 간단히 본인의 면역력을 파악할 수 있습니다.

　첫 번째, 얼굴색을 통해서입니다. 보통 안색이 좋지 않다, 혈색이 좋아 보인다는 표현을 많이들 사용하는데요, 이러한 말들과 일맥상통합니다. 일반적으로 교감신경이 우위에 있어 피가 끈적해지면 거무스름하거나 불투명해 보입니다. 반대로 임파구의 수가 적절한 균형을 보이면 안색이 좋아 보이고 피부에 윤기가 돕니다.

　두 번째, 본인의 체온이 일정한 상태를 유지하고 있는지 보는 것입니다. 건강한 체온은 보통 36~37도의 범위 안에 있는데, 이 범위 내에서 체온이 유지되면 혈액 순환이 좋아지고 몸이 따뜻해집니다. 반대로 체온이 너무 낮은 냉한 몸에서는 임파구의 수가 적어져 혈액 순환이 좋지 않아 안색이 나빠지고 색소 침착이 생기게 됩니다.

　마지막으로 변비가 있는지의 여부로 면역력을 살펴볼 수 있습니다. 일반적으로 변비는 식생활의 문제로 나타나기도 하지만 무리를 하거나 스트레스를 받았을 때 면역력이 떨어져 나타나기도 합니다. 변의 색이 독해지거나 변비가 심해졌다면 몸에 무리가 가는 생활을 멈추고, 생활 습관을 개선시킬 필요가 있습니다.

【 면역력 자가 진단 TEST 】

☐ 피로가 잘 풀리지 않는다.
☐ 감기에 자주 걸리고 잘 낫지 않는다.
☐ 입안이 헐거나 입 주위에 물집이 생긴다.
☐ 눈에 염증이 자주 생긴다.
☐ 스트레스가 자주 쌓인다.
☐ 상처가 잘 낫지 않는다.
☐ 체력이 급격히 떨어진다.
☐ 배탈이나 설사가 자주 생긴다.
☐ 눈 밑에 다크 서클이 자주 생긴다.
☐ 인내력과 끈기가 없어진다.

해당사항이 3개 이하면 정상, 4~6개 정도면 경계, 7개 이상이면 주의가 필요합니다.

(5) 면역력을 높이기 위해서는 어떻게 해야 하나요?

일반적으로 면역력은 일상생활을 얼마나 건강하게 유지하느냐에 따라 달라집니다. 몸이 건강한 상태라면 외부에서 침입해 오는 세균들을 차단하고 제어하는 본연의 기능이 제힘을 발휘하게 되니까요. 좋은 식습관을 갖고 숙면을 취하며 무리 없는 배설을 하는 것이 가장 중요한 조건이 되는 것입니다.

사실 젊은 나이에는 임파구가 많아 면역력이 높아서 무리를 해도 큰 병이 나지는 않습니다. 보통 30세가 넘으면 면역력이 서서히 떨어지기 시작하는데, 40대 이후에는 몸이 감당할 수 있는 허용치가 현격하게 줄어들게 되고, 50대에 이르면 같은 조건의 무리를 해도 감당하기 힘든 상태가 됩니다.

50대 이후의 연령대에서 암 발병률이 높은 것도 바로 이 때문입니다. 물론 면역력이 높은 20대에서 암이 발병하는 경우도 있습니다. 무리가 가는 생활을 장기간 계속하거나 감당하기 힘든 정신적인 고통을 겪는 등 특별한 조건이 있을 경우 발병되기도 합니다.

그렇다고 면역력이 무조건 나이에 반비례하는 것만은 아닙니다. 나이와 상관없이 본인이 어떠한 환경에 처해 있는지, 어떠한 생활 습관을 갖고 있는지에 따라 면역력의 상태가 다르게 나타날 수 있습니다. 생활 습관을 바꾸면 나이와 상관없이 어느 수준까지는 면역력을 끌어 올릴 수 있다는 말이지요.

실제로 건강하게 장수하는 이들을 살펴보면 나이와 상관없이 몸을 항상 움직이고, 잘 웃고, 유쾌한 생활을 유지합니다. 나이가 듦에 따라 생기는 육체적인 한계는 분명히 있지만 일상 생활을 활기차게 보내고, 좋은 심리상태를 유지하기 위해 노력하는 것이지요. 이러한 생활은 곧 양질의 숙면으로 이어지게 되어 피로 회복과 자연 치유의 조건에 적합해지는 것입니다.

일상생활에서의 철저한 위생 관리 역시 면역력 관리에 큰 영향을 미칩니다. 우리 몸을 병들게 하는 바이러스가 대부분 호흡기를 통해 침투하는 만큼 손과 입안의 위생에 신경을 쓰는 습관을 들이는 것이 좋습니다.

【 암예방에 필요한 체크 리스트 】

- ☐ 평소 일의 양이 많아 과로를 자주 하나요?
- ☐ 수면 시간은 충분하시나요?
- ☐ 술을 너무 많이 마시지는 않나요?
- ☐ 마음을 괴롭히는 문제가 있나요?
- ☐ 진통제를 장기간 복용하고 있지는 않나요?
- ☐ 자신만의 취미 생활이 있나요?
- ☐ 매일 가벼운 체조나 운동을 꾸준히 하고 있나요?

(6) 면역력을 높이려면 어떤 식습관을 가져야 하나요?

기분 좋고 맛있게 먹는 음식보다 더 나은 보약은 없다고들 합니다. 건강하게 만들어진 음식을 즐겁고 맛있게 먹는 행위야말로 인간의 가장 큰 행복이라고 할 수 있습니다.

실제로 먹는 일에 감사와 고마움을 느끼면 몸에 좋은 임파구가 많이 생성되어 면역력이 절로 높아지게 됩니다. 시간에 쫓겨 허기를 달래는 식사를 하다보면 음식 본연의 맛은 물론 먹는 것에 대한 감사와 고마움을 느낄 수가 없습니다. 스트레스를 받은 상태에서 식사를 하거나 식사 중 다툼이 생기기라도 하면 교감 신경이 흥분해 소화기능에 이상이 오게 되고 면역력에도 좋지 않게 되는 거죠.

같은 음식을 먹어도 맛있게, 꼭꼭 씹어가며 여유 있는 시간을 갖게 되면 소화기관이 활발하게 움직이게 되면서 부교감신경 우위가 되어 면역력이 절로 높아지게 됩니다. 이 같은 식습관은 심리적으로 평온함을 주고, 컨디션을 좋은 방향으로 끌고 가게 됩니다.

어떤 음식을 먹는가도 매우 중요합니다. 평소 무절제한 식습관을 가지고 있다면 어떤 음식을 주로 먹는지 살펴보고, 나쁜 음식은 먹지 않도록 해야 합니다. 입이 좋아하는 음식이 몸에도 좋다면 더할 나위 없겠지만 그렇지 않은 경우가 많기 때문에 각별히 신경 써야 합니다.

가공된 식품보다는 자연 그대로의 음식을 즐기고, 영양소의 균형을 맞춰 먹는 습관을 갖는다면 몸에 좋은 '보약'을 매끼 먹게 되는 것입니다. 그렇다고 꼭 몸에 좋은 음식만을 먹어야 한다는 강박을 가질 필요는 없습니다. 몸에 좋다고 먹기 싫은 음식을 억지로 먹는다면 오히려 스트레스로 작용되어 면역력을 떨어뜨리는 부작용이 발생할 수 있습니다. 몸에 좋은 음식을 먹되 가끔은 먹고 싶은 음식을 기분 좋게 먹어주는 것도 좋은 방법이 될 수 있습니다.

(7) 운동과 면역력은 어떤 관계가 있나요?

혈액 순환이 나빠져 조직이 파괴되는 것이야말로 암의 가장 큰 원인 중 하나입니다. 평상시 운동 부족으로 인해 혈액 순환이 좋지 않은 사람이 스트레스를 받아 상황이 더욱 악화되면 암세포를 물리칠 힘이 없어지게 되는 것이지요.

젊은 나이에 한창 일을 할 때는 업무에 쫓기고 출퇴근을 반복하면서 자연스럽게 몸을 움직이는 일이 많습니다. 때문에 특별히 운동을 하지 않아도 어느 정도의 몸 상태를 유지할 수 있는데 나이가 들면 기본 체력은 점차 쇠하게 되고 근육까지 약해져 몸의 밸런스가 깨지게 됩니다.

사실 운동이 필요한 이유는 혈액순환을 위한 적절한 체온 유지에 있습니다. 근육을 사용하면 몸에 열이 발생하고 이로 인해 체온이 올라가 혈액순환이 원활하게 됩니다. 이러한 작용은 근육에 혈액을 보냄으로써 피로물질을 제거하는 대사에도 영향을 미칩니다. 몸에 열이 부족하면 체온이 낮아져 혈액순환 장애가 생기고, 교감신경을 긴장시켜 몸에 필요한 면역 세포의 활동을 둔하게 만드는 것이지요.

평소 손과 발이 차거나 몸에서 땀이 잘 나지 않는다면 일주일에 최소한 두 번은 1~2시간 정도 운동을 해주는 것이 좋습니다. 몸에 무리가 갈 정도로 욕심을 내 운동을 하게 되면 교감 신경을 긴장시켜 오히려 악영향을 미칠 수도 있으니 주의해야 합니다.

본인의 체력과 생활 패턴에 맞는 적절한 운동을 무리 없이 하는 것이 매우 중요합니다.

건강할 때 조금씩 운동하는 습관을 들이면 반드시 운동을 해야 하는 상황에서도 몸이 쉽게 적응해 나갈 수 있습니다. 따로 운동할 시간이나 기회가 없다면 가벼운 맨손 체조를 해주는 것도 좋은 방법이 될 수 있습니다.

(8) 몸이 따뜻해지면 좋다고 하는데, 족욕은 어떤 효과가 있나요?

암은 35도 정도의 저체온으로 인한 혈액순환 장애에서 발생하는 질병입니다. 여러 가지 원인으로 몸의 온도가 낮아지면 혈액순환에 문제가 생기게 되고 세포가 영양 공급을 제대로 받지 못해 여러 문제가 발생하게 됩니다. 몸을 따뜻하게 하면 대부분의 병에 차도가 보이는 것도 이 때문이지요.

암의 종류는 270여 가지에 달하는데 몸에서 가장 온도가 높은 심장과 소장에는 생기지 않습니다. 암이 뜨거운 것을 싫어한다는 명백한 증거이기도 합니다.

우리 몸을 따뜻하게 만드는 온열요법에는 여러 가지가 있습니다. 이 가운데 족욕은 체력이 약하거나 병중 환자도 무리 없이 할 수 있습니다. 더운 물에 20~30분정도 발을 담그는 것만으로도 혈액순환이 활발해져 신진대사가 촉진되고 노폐물이 배출되는 효과를 볼 수 있습니다. 특히 감기나 두통, 불면증, 신경쇠약 증세를 완화시키는

데 도움을 주기도 합니다.

족욕은 반신욕과 원리는 같습니다. 하지만 반신욕에 비해 몸에 무리가 덜 가기 때문에 혈압이 비정상이거나 현기증이 심한 사람도 부담 없이 이용할 수 있습니다. 보통 20~30분 이내로 하는데, 몸에 따뜻한 기운이 돌고 이마와 등, 겨드랑이에 땀이 나 젖을 때까지 하는 것이 좋습니다. 체온이 천천히 오르기 때문에 체력의 소모가 적어 나이가 많거나 몸이 약한 사람에게 적합합니다.

만성 피로와 스트레스에 시달리는 일반인의 경우, 피로회복은 물론 소화불량, 신경통 등을 가라앉히는데 큰 효과를 볼 수 있습니다.

(9) 웃는 것만으로도 면역력이 높아지나요?

그렇습니다. 웃음은 몸의 여러 기관에 영향을 주어 긍정적인 변화를 일으킴으로써 통증을 없애주기도 합니다. 실제로 웃게 되면 부교감신경이 자극되어 혈당치가 낮아지게 되는데, 이는 부교감신경의 활성화로 임파구의 수가 늘어난다는 것을 의미하기도 합니다.

웃음은 부교감신경의 지배하에 있는 것이어서 웃는 행위만으로도 충분히 면역력을 높이게 되는 것이지요. 또한 웃음은 부정적인 감정을 완화시키고 스트레스를 줄여주며 좋은 기운을 가져옴으로써 삶의 만족도를 증진시키기도 합니다.

실제로 여러 병원에서 환자들의 통증을 줄이고 병을 치유하기 위해 웃음 치료를 활용하고 있으며, 다양한 소재와 방법을 꾸준히 응용해 활용하고 있습니다. 특히 암세포를 죽이는 NK세포가 웃음에 의해 강력하게 활성화된다는 연구가 나오면서 암환자의 치유에도 적극적으로 이용되고 있습니다.

즐거워서 웃지 않더라도 웃는 시늉만으로도 부교감신경이 활성화 된다는 연구결과도 있습니다. 사소한 일에도 웃음을 짓고, 하루에도 몇 번씩 큰 소리 내어 웃다보면 면역력 강화는 물론 스트레스 해소에도 큰 도움이 될 것입니다.

행복해서 웃는 것이 아니라 웃어서 행복해진다는 말은 결코 틀린 말이 아닙니다. 긴 투병생활로 심신이 지친 환자들에게 활력과 긍정의 에너지를 갖게 하는데 웃음만한 특효약은 없습니다. 의사의 처방전 없이도 스스로 만들 수 있는 공짜 보약인 셈이지요.

(10) 나을 수 있다는 믿음이 암 치료에 정말 효과가 있나요?

모든 병은 마음에서 시작된다고 합니다. 마음과 정신이 육체라는 그릇에 담겨 어떠한 모습으로든 보여 진다는 말이지요. 실제로 우리의 몸은 우리가 마음먹은 대로, 즉 생각대로 반응합니다. 마음이 몸에 보내는 메시지는 굉장히 강렬해서 짧은 시간에 목숨을 좌지우지 할 만큼 커다란 영향력을 발휘하기도 합니다.

이는 일상생활에서도 나타나는데 원하는 무언가를 의식적이고 반

복적으로 생각을 하게 되면

　그것을 향한 마음가짐이 자연히 몸에 배게 됩니다. 특정한 의식이나 생각이 자신도 모르게 무의식의 세계에 스며들게 되는 원리로 해석됩니다.

　암환자의 경우에도 마찬가지입니다. '반드시 낫는다' 는 생각과 믿음을 가지게 되면 그 생각이 무의식을 지배하게 되고, 이는 생각뿐 아니라 행동전체까지 그 방향으로 가게 됩니다. 내 몸의 병은 반드시 낫는다는 믿음, 그리고 그것을 무의식의 영역에 전달시키는 것이 무척 중요합니다.

　원하는 것을 벽에 써서 붙여 놓고 수시로 말해보는 것도 좋습니다. 소리 내어 말을 하면 본인의 귀를 통해 듣게 되는 확신과 믿음이 무의식의 영역에 큰 영향을 줄 것입니다. 부정적인 생각이나 걱정은 과감하게 버리셔야 합니다. 강한 믿음과 확신이 가져다주는 긍정의 에너지를 적극 활용하세요.

　나이가 많으니 여기저기 아픈 게 당연하다고 생각하시나요? 늙고 힘이 없어 할 수 있는 게 아무것도 없다고 생각하시나요? 나는 결코 건강해 질 수 없다고 생각하나요? 머리가 그렇게 생각하는 순간, 당신의 몸도 반드시 그렇게 될 것입니다.

(11) 암 판정을 받은 후, 의사가 수술을 권하면 어떻게 해야 하나요?

무조건 수술을 '해야 한다', '하지 말아야 한다' 라고 단정 짓기는 매우 어렵습니다. 이는 암의 발생 부위와 크기에 따라 수술의 가능성 여부와 경과가 달라지기 때문입니다. 실제로 뇌와 췌장의 깊은 곳은 수술이 어렵지만 대장암이나 위암처럼 소화기관의 암은 수술이 비교적 쉽습니다.

특히 이들 장기는 긴 부분의 일부를 제거해 버림으로써 오히려 치료를 시작할 수 있는 터닝 포인트가 될 수 있습니다. 물론 수술 후에는 이전의 생활방식이나 식습관을 완전히 바꾸어야 암의 재발을 막을 수 있겠지요.

하지만 노인의 경우에는 상황이 달라집니다. 암으로 인해 몸의 기력이 떨어진 상태에서 수술을 받게 되면 몸에 상당한 부담을 주게 되어 면역력이 크게 떨어질 수 있습니다.

수술이 크면 클수록 세포조직이 더 많이 파괴되어 부담을 가중시키게 되는데, 병원에서조차 70~80세 이상이 되면 어쩔 수 없는 경우를 제외하고 권하지 않습니다.

사실 암은 면역력을 높이는 것만으로도 나을 수 있는 만성질환이기 때문에 꼭 수술을 받을 필요는 없습니다. 물론 간단히 적출할 수 있는 암이라면 수술을 하는 것도 하나의 방법이 될 수 있겠지요.

수술을 고민할 때는, 암의 크기나 부위, 수술 이후의 회복 과정을 감당할 수 있는지의 여부를 꼼꼼히 살피고 주치의와 충분히 상담하는 것이 좋습니다. 평소 비교적 활력이 있었던 사람은 기본적인 체력과 면역력이 뒷받침해주는 만큼 수술보다는 면역력을 높이는 치료가 더욱 효과적일 수 있습니다.

(12) 만일 수술하기로 결정했다면 언제 하는 것이 좋나요?

통상 암 수술은 긴급한 상황을 제외하고 암 판정 이후 한 달 전후를 시점으로 대부분 시행됩니다. 만성질환이라는 암의 특성상 며칠 동안 특별한 상황이 일어나는 경우는 매우 드물기 때문이지요. 주어진 3~4주간의 시간을 어떻게 활용하느냐에 따라 수술을 미루거나, 하지 않아도 되는 상황을 만들 수도 있습니다.

만일 환자 개인의 생각만을 고집하며 처음부터 무조건 수술을 거부하거나 미룬다면 주치의 입장에서도 납득하기 어려운 상황이 되겠지요. 하지만 수술을 기다리는 몇 주 동안 나에게 맞는 면역 요법을 찾아 적극적으로 시행해 보고, 수술 전 암의 축소 여부를 확인해 본다면 주치의 입장에서도 이해하기 쉬울 것입니다. 만일 암이 작아졌다면 주치의와 상의해 수술을 연기하고 기존의 면역 요법을 계속해 보는 것이 좋습니다.

물론 상당수의 의사가 암을 치료할 수 있는 수단으로 면역 요법을 긍정적으로 생각하고는 있지만, 대부분의 의료 현장에서는 수술, 방사선, 항암제가 암 치료의 첫째 순위로 사용되고 있습니다. 시한부 판정을 받은 말기 암 환자가 면역 요법을 통해 몇 년, 혹은 10년 이상 수명을 연장하는 사례를 수없이 봐왔음에도 말입니다.

중요한 것은 수술 전 주어진 그 시간을 어떻게 보내야 하는 가입니다. 손 놓고 수술 날짜만을 기다릴 것인가, 수술대에 오르는 순간까지 할 수 있는 면역 요법을 시행해 보고 다시 고민할 수 있는 기회를 스스로에게 줄 것인가는 환자 자신의 선택이자 몫입니다.

(13) 암이 전이되었을 때는 수술 받지 말아야 하나요?

암 진단을 받고 이미 수술을 받은 경우라면, 전이되거나 재발되었을 때 수술을 받지 않는 것이 좋습니다. 암이 재발되었다는 것은 곧 처음 수술했던 암도 수술의 방법으로는 고칠 수 없었다는 말과 같기 때문입니다.

수술할 당시 암의 전이 여부를 살폈음에도 이 같은 결과가 나왔기 때문에 어쩌면 처음의 수술도 하지 않는 게 나았을지 모릅니다. 그럼에도 전이되었다는 이유로 다시 수술대에 오르는 것이 맞는지는 심각한 고민이 이뤄져야 합니다.

사실 암이 재발했을 때 다시 수술을 한다는 것은 악순환을 되풀이하는 것과 같습니다. 수술하고 재발하고 전이되고 또다시 수술을 하는 과정을 계속 해야 한다는 결론이 나오게 되는 것입니다. 물론 의사 입장에서는 수술을 권할 수 있겠지요. 하지만 환자 입장에서는 이를 첫 수술보다는 객관적이고, 단호하게 고민할 필요가 있습니다. 위와 같은 악순환이 반복되지 않으리라는 보장은 누구도 해줄 수 없기 때문에 오히려 면역력을 높여주는 근본적인 치료가 도움이 될 수 있습니다.

현대의학에서 암은 우연히 발생한다는 사고방식에 기초를 둔 것이어서 수술, 방사선, 항암제를 치료의 중심으로 둘 수밖에 없습니다. 때문에 몸의 자연 치유 능력을 복원시킴으로써 암을 근본적으로 치료한다는 대체요법과는 다른 방법으로 갈 수밖에 없습니다.

암이 다시 재발하거나 전이되었다면 지금까지의 생활방식을 정확히 파악하고 재정비해 면역의 힘을 키워주는 것이 보다 현명한 선택이 될 수 있습니다.

(14) 좋은 의사는 어떻게 알 수 있나요?

환자의 질병 상태를 정확히 파악하고 적절한 치료 방법을 제시해주는 의사가 훌륭한 의사라는 것은 누구나 아는 사실입니다. 하지만 병원에서 실시하는 단순한 검사와 수치만을 보고 진단하는 의사는 조금 위험할 수 있습니다.

실제로 암환자의 경우에는 항암 치료가 환자의 몸에 어떤 데미지를 입히게 될지, 어느 정도의 약을 어느 시점에 써야할지 등 매우 종합적인 판단이 필요로 하기 때문입니다. 때문에 환자 개개인의 성향과 생활 방식, 조건 등을 고려해 처방하는 의사를 선택하는 것이 굉장히 중요합니다. 가장 좋은 의사는 환자에게 신뢰감을 주고 격려해 줄 수 있는 사람입니다.

국내 의료 환경의 현실상 환자평균 진료 시간은 3분 남짓에 불과하다고 합니다. 그 짧은 시간동안 환자의 상태를 파악하고 진단까지 해야 하는 상황인 것이지요. 하지만 3분이라는 시간 동안 환자와 공감하고 신뢰감을 주는 의사도 굉장히 많습니다. 비록 짧은 진료 시간이지만 환자와 공감하고, 질병에 대해 귀를 기울여준다면 희망적인 마음으로 신뢰감 있는 치료를 시작할 수 있을 것입니다.

좋은 의사를 만나 병 치료를 의지하는 것은 환자의 회복이나 병세에 중대한 영향을 미칠 수 있음을 알아야 합니다. 전문화된 시설을 갖춘 대형 병원에서 검사를 하고 결과를 파악한 뒤, 환자 본인에게 맞는 적절한 의료진을 찾는 것도 좋은 방법이 될 수 있습니다. 암처럼 치료기간이 긴 질병의 경우에는 이러한 과정이 더욱 중요한 요소가 될 수 있습니다.

(15) 의사의 도움 없이도 암을 나을 수 있나요?

초기 단계의 암이라면 면역력을 높여주는 것만으로도 짧게는 2~3개월, 길게는 1~2년이면 치유가 가능합니다. 이는 전문적인 지식과 통계를 바탕으로 많은 경험을 가지고 있는 의사의 진단을 바탕으로 본인의 병을 정확히 파악한 뒤의 일입니다. 그렇다고 의사에게 진단을 받은 뒤 무턱대고 병원의 치료를 거부하는 것은 매우 위험합니다.

의사의 전문적인 진단을 토대로 하되, 어떤 방법으로 치료를 해나가야 할지 능동적으로 참여하는 것이 중요합니다. 의사에게는 진단과 치료의 방법을 제시받을 뿐, 막상 병을 고치고 이겨나가는 과정은 환자 본인의 몫이기 때문입니다.

암의 특성상 단기간에 작아지거나 커지는 일은 드물기 때문에 면역 요법을 실천했다고 해서 일주일이나 열흘 후에 눈에 띄게 호전되는 일은 거의 없습니다. 일단 항암치료가 아닌 면역 요법을 선택했다면 최소 반년 동안은 검사를 받지 않을 것을 권합니다. 암 진단을 받았다는 것은 몸의 면역력이 상당히 떨어져 있음을 의미하기 때문에 면역 요법의 효과가 바로 나타나는 것은 불가능하기 때문입니다. 불필요한 검사 과정에서 발생하는 여러 요인으로 인해 면역력이 떨어질 수 있으므로 주의해야 합니다.

암 환자가 가장 경계해야 하는 것은 근거 없이 떠도는 민간요법입니다. 물론 그 중에는 사람마다 어느 정도 효과를 본 경우도 있겠지만 비과학적인 시술이 많으므로 반드시 멀리해야 합니다.

면역 요법은 과학적이고 체계적인 방법을 근거로 해야 하며, 나을 수 있다는 믿음을 가지고 조급함 없이 기다릴 때 치유의 결과를 기대할 수 있습니다.

(16) 통증 때문에 사용하는 모르핀은 어떻게 해야 하나요?

　말기 암 환자의 경우, 항암 치료로 인해 온 몸의 통증이 극심해져 모르핀 같은 진통제를 처방하는 경우가 많습니다. 항암 치료를 시작하면 파괴된 조직을 복구하기 위해 혈류가 증가되는데 이때 극심한 통증이 생기게 됩니다. 이 과정에서 점막이 약해지고 관절 또한 부어올라 걷기조차 힘들게 됩니다.
　하지만 말기 암 환자라 할지라도 항암제를 쓰기 전까지는 기운이 남아있는 경우가 종종 있습니다. 항암 치료를 시작하면 몸의 기력이 급격하게 쇠하게 되고 환자의 상태는 점점 나빠지게 되는데, 면역 요법을 하는 말기 암 환자의 경우에는 상황이 다릅니다. 인위적으로 조직이 파괴되는 일이 없기 때문에 통증의 강도가 다르게 나타나 모르핀을 쓸 필요가 없게 됩니다.
　항암 치료 중 간혹 통증 예방을 위해 항암제와 모르핀을 같이 사용하는 경우가 있는데 이는 상당히 위험한 조치입니다. 모르핀은 마약류이기 때문에 지속적으로 사용할 시, 혈중농도를 계속해서 높여야만 효과를 볼 수 있고 면역 억제력이 강해 환자의 몸을 쇠약하게 만들기 때문입니다. 젊은 환자 가운데 노인처럼 늙은 모습으로 사망하는 것도 모르핀의 과다 처방 때문인 경우가 많습니다.
　말기 암으로 식사를 못하게 되면 영양주사를 맞게 되는데, 이 때문에 혈류가 증가해 에너지가 남아있는 부분에 통증이 생기게 됩니다. 결국 영양주사를 통해 더욱 극심한 고통의 상태에 이르게 되고 이 때문에 모르핀을 써야하는 최악의 상황이 되풀이 되는 것입니다.

　식사조차 할 수 없는 말기의 단계에 이르면 어떠한 방법을 취해도 어쩔 수 없는 경우가 많으므로 자연의 섭리에 따라 편안한 상태로 마지막을 맞이할 수 있도록 배려하는 것이 좋습니다.

(17) 항암제는 어떤 경우에 쓰는 것이 바람직한가요?

　무조건 항암제를 거부하는 것은 올바른 선택이 아닙니다. 어떤 병이냐에 따라, 어느 부위에 발생한 암이냐에 따라 꼭 필요한 경우가 있기 때문입니다. 실제로 백혈병 세포가 임파구에 생겨난 경우에는 항암제 반응에 민감하게 반응하여 항암제의 효과도 높게 나타나므로 확실한 치료로 연결됩니다.

　중요한 것은 항암제를 사용함에 있어 암을 완전히 없애기 위한 방편으로 사용하는 데에 문제가 있는 것입니다. 만일 항암제를 방사선처럼 통과 장애나 압박상태를 제거하기 위한 목적으로 사용한다면 크게 문제될 것은 없습니다.

　실례로 담관암으로 담즙이 통과하지 못해 황달이 되었다면 항암제를 사용해 통과 장애를 제거하는 것이 효과적입니다. 식도암이 생겨 종양의 압박으로 인해 식사를 할 수 없는 경우에도 항암제를 통해 종양의 축소를 기대할 수 있습니다. 이처럼 암의 뿌리를 뽑기 위해 항암제를 사용하는 것이 아닌, 부분적인 요소로 항암제를 사용하고 면역력을 높이는 치료에 집중한다면 항암치료가 꼭 나쁜 것만은 아닙니다.

아마도 숙련된 의사라면 항암제를 투여하기에 앞서 항암제 치료로 인한 효과를 어느 정도 볼 수 있는지는 알고 있을 것입니다. 항암제 치료를 권유받은 경우라면 반드시 치유 가능 여부를 물어보고, 스스로가 견뎌낼 수 있는지를 살펴야 합니다. 나에게 무엇이 독이 되고 무엇이 약이 되는지 정확하게 판단할 수 있도록 신뢰감 있는 의사를 만나 상담해보는 것도 좋은 방법이 될 수 있습니다.

(18) 어떤 경우에 방사선 치료를 받아도 되나요?

항암제와 달리 방사선은 치료 후에도 그 영향이 남아 몸의 상태를 악화시키는 경우가 대부분입니다. 항암제의 경우, 투여를 중단하면 임파구 수가 증가하지만 방사선 치료는 임파구 수를 계속해서 감소시키기 때문이죠.

그렇다고 방사선 치료를 무조건 거부할 수도 없습니다. 식도암으로 인한 통과 장애를 없애거나 뇌종양으로 인한 마비 증상을 없애기 위해서는 방사선 치료가 나쁘지 않기 때문입니다. 물론 이런 경우에도 지금처럼 20~25번 정도의 과한 치료는 피하고, 3~5회 정도로 횟수를 제한해 통과 장애나 압박 상태를 제거하는 용도로 사용해야 합니다. 암세포를 완전히 없애겠다는 생각으로 치료를 과하게 하면 건강했던 세포조차 힘을 잃게 되고 세포와 조직의 변성이 남아 유전자 등에도 나쁜 영향을 미치게 됩니다.

사실 많은 의사들이 암세포를 죽이는 데 온 신경을 집중한 나머지 면역력이 있어야 암을 이겨낼 수 있다는 생각을 잊는 경우가 종종 있습니다. 현재 시행하는 항암치료는 암을 없애려다 사람이 살 수 있는 기본적인 힘마저 빼앗아버릴 수 있음을 명심해야 합니다.

수술을 통해 암세포를 제거한 뒤에도 20~25번에 걸친 방사선 치료를 하고, 이것도 모자라 항암제까지 투여한다면 자가 면역 기능은 최악의 상황으로 가게 될 것입니다. 결국 면역력으로 암을 이길 수 있을 때에도 그것조차 완전히 불가능하게 만드는 결과를 초래하게 되고 완전히 힘을 잃어버리는 상황이 올 수도 있습니다. 따라서 선택은 신중하게, 최선보다는 최악의 상황을 없애는 방법으로 시행되어야 할 것입니다.

(19) 유방암 치료에 사용하는 호르몬제는 안전한가요?

유방의 경우, 항암제 외에도 호르몬제를 사용하는 경우가 많습니다. 즉 호르몬제를 사용해 여성호르몬의 분비를 중지시켜 버리는 것이지요. 호르몬제를 사용하는 것이 안전한 것인가 아닌가에 대한 질문은 항암제를 써도 좋은가 아닌가와 같습니다.

사실 호르몬은 몸에서 자체적으로 조절되는 것이기 때문에 치료를 위해 사용되더라도 매우 신중히 처방되어야 합니다. 약으로 호르몬의 분비를 억제한다거나, 외부적으로 호르몬을 투입한다는 것은 전적으로 몸이 잘못되었다는 가정 하에 이를 바로잡기 위한 처치이기 때문입니다. 만약 호르몬 치료가 환자의 환경이나 생활태도를 고려하지 않은 채 진행된다면 많은 오류를 범할 수도 있습니다.

이는 유방암의 다양한 원인을 통해서도 알 수 있습니다. 식생활의 변화로 인해 여성호르몬이 과다 분비되고 에스트로겐 물질과 환경호르몬이 많아지면서 실제로 환자의 수가 부쩍 늘어났습니다. 여성들의 사회진출이 늘어나고 스트레스를 많이 받게 되어 면역력이 떨어지게 된 것도 유방암 발생의 큰 원인으로 꼽히고 있습니다. 이처럼 생활 질환 중 하나인 유방암을 놓고, 생활 습관은 바뀌지 않은 채 호르몬 치료만 계속 한다면 그 효과는 썩 좋지 못하고, 유지되기도 쉽지 않습니다.

특히 성호르몬은 콜레스테롤과 구조가 같아서 너무 많아지면 혈류장애가 생겨 암에 걸릴 확률이 높아지게 되고 노화 속도 역시 빨라지게 됩니다. 반대로 여성호르몬을 억제하면 여성성이 약화되어 피부가 거칠어지고 정서가 불안해져 면역력도 떨어지게 됩니다.

이처럼 여성호르몬제에 의한 치료는 동전의 양면처럼 좋은 작용과 나쁜 작용이 동시에 존재합니다. 때문에 항암제와 마찬가지로 가능한 하지 않는 것을 권하고 있습니다.

(20) 암에 걸리지 않으려면 어떻게 해야 하나요?

평소 자신의 식생활을 비롯한 생활 습관이 바르게 이뤄지고 있는지 살펴야 합니다. 면역력이 약해지지 않을 조건에 부합한 생활 습관과 환경 속에서 살고 있는지 세심하게 살펴볼 필요가 있다는 말입니다. 언뜻 보면 간단해 보이지만 바쁜 일상을 살아가는 현대인에게 실천하기 어려운 경우가 많습니다. 사실 면역력을 약화시키는 일반적인 상황은 늘 우리 곁에 있습니다. 야근으로 인한 수면부족, 반복되는 회식으로 인한 폭음과 폭식, 가정 내 문제로 인한 스트레스, 과잉 노동으로 인한 체력 약화 등 스트레스를 받을 수 있는 환경은 너무나 많습니다. 사회와 격리되어 살지 않는 한 이러한 환경은 어쩔 수 없이 견뎌내야 하는 삶의 조건이 되어버린 것입니다.

이처럼 많은 이들이 겪고 있는 과로와 심리적인 고민, 체력 저하를 이겨내기 위한 해결 방안으로 '적당한 운동'을 권해 볼 수 있습니다. 본인의 건강 상태와 나이를 고려한 적당한 근육 운동과 혈액 순환을 촉진시킬 수 있는 운동이면 무엇이든 좋습니다.

아울러 스트레스를 받지 않으려는 심리적 노력도 병행되어야 합니다. 긍정적인 에너지를 가지고 활기차게 생활하는 습관을 갖는 것만으로도 삶의 질이 달라질 수 있습니다. 면역 체계가 제 기능을 다할 수 있도록 생활 속에서 습관처럼 모든 노력을 이어 나가야 합니다. 누구나 할 수 있는 하루 10분 운동부터 시작해 점차 생활의 모든 습관을 고쳐 나간다면 보다 건강한 삶으로 만들어 갈 수 있습니다.

대표적인 암 증상 및 예방법

우리나라 국민 3명 중 1명은 평생 동안 암을 한 번씩 겪게 되고, 3명 가운데 1명은 사망한다는 통계가 있습니다. 그만큼 '암'은 우리의 현실에서 일어나고 있는 누구나 걸릴 수 있는 고통스러운 질병입니다.

'당장 죽음에 이르는 병'이 아닌 '치료하고 관리하는 병'으로 인식이 바뀌고 있는 만큼 암에 대한 끊임없는 관심과 예방을 통해 암의 고통으로부터 멀어져야 합니다. 다음은 발병률이 높은 암의 증상과 생활 속에서 실천할 수 있는 예방법입니다.

(1) 위암 - 위암은 우리나라에서 가장 많이 발생하는 암입니다. 위암은 만성위축성 위염, 장이형성, 위소장문합술, 식이요인, 유전요인, 기타 환경적 요인 등이 그 원인으로 꼽힙니다. 만성위축성 위염은 위암으로 진전하는 위험도가 높은 일종의 전구병변이며, 위암으로의 진행소요 기간은 16~24년 정도입니다. 상부 복부 불쾌감·통증, 소화불량, 팽만감, 식욕부진 등의 증상이 나타납니다.

이러한 증상 대부분은 위염이나 위궤양의 증세와 비슷해 소화제나 제산제를 장기복용하며 대증요법을 하는 경우가 많아 수술시기를 놓치기도 합니다. 조기에 발견되지 않은 위암은 복부에 딱딱한 덩어리가 만져지거나 구토, 토혈, 하혈, 체중감소, 빈혈, 복수에 의한 복부팽만 등의 증상까지도 생길 수 있어 치료가 어려울 정도로 진행되는 경우가 많습니다.

위암은 건강한 식생활을 유지하고 정기적인 검진을 통해 예방할 수 있습니다. 짜거나 탄 음식을 멀리하고 기본 간 외에 소금이나 간장 사용을 추가로 하지 않는 것이 좋습니다. 가공 식품을 구입할 때는 영양표시를 꼼꼼히 살피고 가능한 나트륨 함량이 낮은 식품을 선택해야 합니다.

육류를 섭취할 때는 굽기보다는 삶거나 끓여 먹도록 합니다. 비타민 C, D, A, 베타카로틴, 루테인, 라이코펜, 셀레늄 등의 영양 성분이 함유되어 있는 채소와 과일을 충분히 섭취하면 위암 예방에 효과적입니다.

(2) 갑상선암 - 갑상선암은 갑상선호르몬을 생산하고, 칼슘 농도를 조절하는 기능이 있는 갑상선에서 생기는 악성종양입니다. 우리나라 전체 암중 발생 확률이 7.5%를 차지하고 있으며, 30~40대 여성에게 가장 높은 빈도로 발생하는데 최근 들어 급격히 증가하고 있습니다.

초기에는 특별한 증상이 없으며 일정크기 이상으로 자라면 눈으로 식별이 가능합니다. 환자의 뒤편에서 촉진으로 알 수도 있는데 목소리가 쉬어 있거나 음식물을 삼키기 곤란한 증상이 나타납니다. 위암, 간암, 폐암 등에 비해 예후가 훨씬 좋으며 다른 장기에 퍼질 경우에도 장기 생존하는 경우가 많습니다. 갑상선암 치료는 외과적 절제술을 대부분 시행하고 있으며 재발 방지를 위해 갑상선 호르몬 약을 평생 복용해야 합니다.

갑상선암을 예방하기 위한 뚜렷한 예방 수칙이나 검진 기준은 아직 없습니다. 하지만 과도한 스트레스는 면역체계의 혼란을 초래해 그레이브스병 같은 갑상선질환을 유발할 수 있으므로 주의해야 합니다.
특히 방사선에 다량 노출된 경우, 유전적 요인, BRAF라는 유전자 돌연변이로 인해 나타나는 경우도 많습니다. 운동, 취미생활 등 활동적이고 긍정적인 에너지를 배출 할 수 있는 활력소를 찾아 스트레스를 해소하는 것이 좋으며, 스트레칭이나 요가를 통해 긴장했던 근육을 이완시키는 것도 도움이 될 수 있습니다.

(3) 간암 - 간암은 우리나라는 물론 세계적으로도 발병률이 높은 암 가운데 하나입니다. 간암의 원인은 만성 B형 간염 및 C형 간염, 알코올성 간염과 모든 원인의 간경화증으로 비교적 명확합니다. 우리나라의 경우 간암 환자의 70%가 B형 만성 간질환을 가지고 있으며, 10% 정도는 C형 만성 간질환에, 알코올성 만성 간질환과 관련된 경우도 약 10%에 달합니다.

일반적으로 초기에는 별다른 증상이 없는 경우가 많습니다. 간혹 우상복부 통증, 체중 감소, 복부 종괴 등의 비특이적인 증상을 호소하기도 하는데, 진행된 경우에는 황달이 발생하기도 합니다. 이러한 증상이 발생하는 경우는 대부분 병이 상당히 진행된 경우가 많습니다.
간암의 가장 큰 예방은 그 위험인자를 제거하는 것입니다. 즉 B형 간염에 감염되지 않도록 백신을 접종하고, C형 간염에 감염되지 않도록 각별히 주의해야 합니다. 과도한 음주는 피하고, 이미 간염이나 간 경변과 같은 위험인자를 가지고 있는 경우라면 3-6개월 간격으로 간암조기진단을 위한 검사를 받는 것이 좋습니다.

증상이 생긴 이후에야 병원을 찾던 과거에는 조기에 간암을 진단하는 확률이 10%내외에 불과하였으나 정기적인 추적 검사가 보편화된 근래에는 조기 진단율이 40~60%로 늘어났습니다. 간암 환자의 경우, 간암 자체가 아닌 간암 진행에 의한 간부전으로 인해 치료에 어려움을 겪는 경우가 많습니다. 간 기능이 이미 저하되어 있는 경우에는 저단백 식사를 통해 간성뇌증이 발생하지 않도록 해야 합니다.

(4) 폐암 - 폐에 생긴 악성 종양을 말하며, 폐 자체에서 발생하거나 다른 장기에서 생긴 암이 폐로 전이되어 발생하기도 합니다. 폐암은 일반적으로 초기에는 전혀 증상이 없고, 진행된 폐암이라도 증상이 없는 경우가 흔합니다.
어느 정도 진행된 후에도 일반 감기와 비슷하게 기침이나 객담 같은 증상만 나타나는 수가 많습니다. 피 섞인 가래나 기침, 객혈, 호흡곤란, 가슴 통증, 쉰 목소리, 상대정맥증후군, 뼈의 통증과 골절, 두통, 오심, 구토 증상이 나타납니다.

폐암의 약 85%는 흡연으로 인해 발생하는데, 흡연은 폐암 발생 위험을 13배나 증가시키는 것으로 알려져 있습니다. 나머지 15%는 비흡연자에게서 발생하며 대다수 여성의 경우가 이에 속합니다. 간접흡연, 석면, 비소, 카드뮴, 니켈 등의 금속이나 폐 섬유증, HIV감염 등이 원인이 될 수 있습니다.

폐암을 예방하거나 치료할 수 있는 특정한 식이요법은 아직 발견되지는 않았습니다. 하지만 금연을 기본으로 한 규칙적인 식생활은 폐암 예방에 도움이 될 수 있습니다. 녹황색 채소에 함유된 베타카로틴, 비타민C, 셀레늄 등을 통한 자연 그대로의 항산화 식품을 섭취하면 좋습니다. 항산화제 영양성분인 비타민E와 베타카로틴은 흡연자들을 대상으로 한 임상 연구에서 오히려 폐암 발생을 증가시키는 것으로 나타나 주의할 필요가 있습니다.

(5) 대장암 - 대장암은 소화기의 마지막 부분인 대장에 생긴 암세포로 이루어진 악성 종양을 말합니다. 암이 발생하는 위치에 따라 결장암과 직장암으로 나뉘며, 대장의 점막에서 발생하는 선암이 대부분입니다. 이 외에도 림프종, 악성 유암종, 평활 근육종 등이 원발성으로 생길 수 있습니다.

초기에는 대부분 아무런 증상이 없으며, 증상이 나타났을 때는 상당히 진행되어 있는 경우가 많습니다. 설사, 변비 등의 배변 습관의 변화, 직장 출혈, 복통, 복부 팽만, 체중 감소, 식욕부진, 소화불량 등의 증상이 나타납니다.

암의 확진은 대장 내시경 검사를 통한 조직검사로 정확히 알 수 있으며, 50세 이후가 되면 발병률이 크게 증가합니다. 고열량 식품이나 동물성 지방 섭취가 많은 경우, 비만이거나 섬유소 섭취가 부족할 경우에 대장암 발생의 위험이 높아집니다.

대장암을 식이요법과 생활습관개선, 고위험군에서의 선택적인 약제

복용 등으로 발생을 다소 줄일 수 있습니다. 동물성 지방의 과도한 섭취를 줄이고 섬유질, 야채류, 과일류를 충분히 섭취하는 것이 좋습니다.

특히 육체적으로 활발한 활동은 장의 연동운동을 원활하게 만들어 대변 내 발암물질을 배출하는데 효과적입니다. 컬러 푸드 역시 대장암 예방에 효과적이며 탁월한 항암·항산화 효과를 자랑하는 마늘, 양배추, 고구마도 큰 도움이 됩니다.

(6) 전립선암 - 최근 발생 빈도가 급격하게 늘고 있는 전립선암은 연령, 인종, 가족력에 큰 영향을 받습니다. 국소암은 대부분 증상이 없어 발병 사실조차 모르는 경우가 많습니다.

일단 암이 진행되면 방광의 출구가 막혀 소변을 배설하지 못하게 되는 급성 요폐, 혈뇨, 요실금 증상이 나타나고, 전이암으로 진행되면 골 전이에 의한 뼈 통증, 척수 압박에 의한 신경증상 및 골절 등이 발생합니다. 암이 뼈로 전이되면 매우 심한 통증을 느끼게 되며, 전이된 환자의 1/3은 척수 압박의 위험으로 다리의 약화, 감각의 소실, 보행 곤란, 변비, 소변이 막히는 요폐 등을 경험하게 됩니다.

가장 유력한 위험인자로는 동물성 지방의 과다 섭취가 꼽히기도 합니다. 때문에 평소 저지방 및 고섬유질 식사를 유지하고 된장과 토마토, 녹차 관련 식품을 섭취해 주는 것도 좋은 예방법 중 하나입니다. 건강식품 혹은 약제를 사용하여 예방할 수도 있는데 피나스테리드(finasteride)와 같은 호르몬 억제제와 셀레늄, 비타민 E, 비타민 D 등이 여기에 속합니다. 50세 이후가 되면 칼로리를 적게 섭취해 적정 범위의 체중을 유지해야 합니다.

(7) 유방암 - 여성암 발병 2위를 차지하는 유방암은 유방의 유관과 소엽에서 발생합니다. 유방암은 유전적인 요인이 작용하므로 가족력, 잘못된 식습관 및 비만, 노산 등에서 발생 위험이 높게 나타납니다. 특히 빠른 초경과 늦은 폐경으로 인해 여성호르몬인 에스트로겐에 장기간 노출되고 수유를 하지 않는 것도 유방암 발병에 적지 않은 영향을 미칩니다.

발병 초기에는 덩어리가 만져지는 것 외에 별다른 증상이 나타나지 않습니다. 암이 진행되면 주변 조직에 붙어 움직이지 않으며, 피부와 유두가 함몰되어 부풀어 오르고 궤양이 생기게 됩니다. 겨드랑이와 쇄골 쪽으로 전이되기도 합니다. 조기 발견을 위해서는 생리 전후에 덩어리가 만져지지 않는지, 피부나 유두가 함몰되었는지, 유방의 모양이 변했는지 일정하게 살펴보는 것이 좋습니다.

유방암의 경우에는 병에 따른 고통은 물론 유방의 상실 및 모양의 변형으로 인한 정신적인 고통까지 동반될 수 있어 이에 대한 적극적인 치유 방안을 모색해야 합니다. 유방암 예방을 위해서는 적절한 식단 조절을 통해 비만을 방지하고 서구화된 식단을 줄일 필요가 있습니다. 특히 치료 후에는 신선한 채소와 과일의 섭취가 생존율을 높일 수 있어 적극 권장되고 있습니다.

(8) 자궁암 - 자궁에 발생하는 악성 종양을 총칭하며, 발생 부위에 따라 자궁경부암과 자궁체부암으로 나뉩니다. 우리나라의 경우 자궁경부암이 전체의 80% 이상을 차지하는데, 이 두 가지는 완전히 다른 암 종류로 구분되고 있습니다.

자궁경부암의 경우 발병 초기에는 별다른 증세가 없으며, 암이 진행되면 출혈이 잦아지고 심해지면 신경통 또는 하복부에 부종이 생기기도 합니다. 자궁체부암은 폐경기 때 월경불순과 폐경 후 출혈이 있으면 의심할 수 있으며, 비만이나 당뇨, 고혈압이 있는 경우, 불임증이 있는 경우에 많이 발생합니다. 전체 자궁암의 10% 정도를 차지합니다.

자궁경부암의 경우, 성경험을 하는 연령대가 낮아지면서 젊은 여성층에서도 환자가 늘어나고 있는 추세입니다. 성생활을 시작하게 되면서부터 65세까지 1년에 한 번씩 정기검진을 받는 것이 좋고, 인유두종 바이러스(HPV)의 감염 여부를 정기적으로 검사해야 합니다. 특히 장기간 흡연을 했거나 경구피임약을 오랫동안 복용한 여성일수록 주의할 필요가 있습니다. 무엇보다 건전한 성생활이 중요하며, 좋은 영양 상태를 유지하고 적당한 운동을 병행하는 생활 습관을 가져야 합니다.

| 맺음말 |

병마와 싸워 집에 가고 싶었다

어떤 경우에도 희망은 있다

대부분의 암 환자들이 그렇듯
우리 부부 역시 암에 대한 지식하나 없이
깊고 푸른 바다에 맨몸으로 던져진 어린아이처럼
살아남기 위해 지푸라기라도 잡아야 했습니다.
암 투병은 목숨을 걸고 하는 것이기에
무언가를 결정짓고 행하기가 결코 쉽지 않았지요.
병은 한 가지인데 몸에 좋다는 것은 많아
무엇을 선택해야 할지 참으로 혼란스러웠습니다.

마음만 급하게 시작한
서투른 투병 생활은 수많은 시행착오를 거치게 했습니다.
당장 무엇이라도 하지 않으면 안 될 것 같은 절박함과
그 절박함이 주는 무모한 결정들.
한동안 그 절박함에서 헤어 나오지 못해 우왕좌왕했던 일들.
급했던 마음과 달리 암에 대한 지식이 전혀 없었던
나의 투병 생활은 그렇게 시작되었지요.

지금의 선택이 옳은 길인지 알 수도 없었고,
시간을 낭비하고 잘못된 과정의 대가를 치르기도 했습니다.
그때 무엇보다 절실했던 건,
암 치유 과정을 통해 건강해진 누군가가
우리의 손을 이끌어주었으면 하는 바람이었습니다.

이후 긴 투병의 시간을 거치며
많은 암 환자들이 그때의 내 모습처럼
절박하고 무모한 시행착오의 과정을 겪는 것을 보면서
'언젠가 내가 그들의 손을 잡아 주리라' 마음먹었습니다.
그리고 그 바람은
결코 끝날 것 같지 않았던 아픔의 긴 터널을 지나
마침내 현실로 이루어졌습니다.

암 환자들이 치료 과정에서 겪는 고통은
차마 말로 다 표현할 수 없습니다.
저 역시도 산속 요양병원에서 울고 웃었던 시간들 속에
치료 과정이 주는 고통과 아픔이 끝도 없이 밀려와

깊은 좌절과 절망을 몸으로 겪어야 했습니다.

그럼에도

나의 일상은 언제나 웃음으로 가득 차 있었습니다.
무서운 병마와 싸우고 있었지만
반드시 나아서 집으로 돌아가리라 믿었기에 웃을 수 있었습니다.

이 책을 통해 말씀드리고 싶은 건
암은 결코 사형선고가 아니며 불치병도 아니라는 사실입니다.
어떠한 경우에도 희망은 있습니다.
비록 서툰 시작이 될지라도
본인만의 '치료 원칙'을 갖고
'과학적이고 근거 있는 치유방법'을 찾아
당당하게 대처하고 '용기' 내어 극복해야 합니다.

많은 암 환자들이 그렇듯이
죽기보다 더한 고통의 시간이 올 수도 있습니다.
울고 낙담하며 포기하는 자가 되지 말고
'웃으며 이겨내는 자'가 되시기를 바랍니다.

흔들리지 않는 '믿음'은 매 순간 필요합니다.

살고자 하는 소망을 갖고
살 수 있다는 희망을 놓지 않고
고민 끝에 선택한 치료 과정을 믿고 따른다면

반드시 이겨낼 수 있습니다.
오늘을 살아가고 있는 스스로를 격려하세요.
나의 목숨을 '누군가' 에게 맡기지 말고
본인 스스로 지켜내려는 '의지와 행동' 이 필요합니다.

그리하면
'살아 있어 고맙다' 고
'살게 해 줘 고맙다' 고
기쁨의 눈물을 흘릴 시간이 반드시 찾아올 것입니다.

사람들은 종종 묻곤 합니다.
'어떻게 하면 당신처럼 건강해질 수 있냐' 고 말이지요.

"나는 수없이 많은 선택의 순간에
누구보다 신중했고, 망설임 없이 실천했습니다.
반드시 나을 것을 알고 있었기에
스스로 선택한 치료를 끝까지 해낼 수 있었습니다."

저의 대답이
지금 이 순간에도 암으로 고민하고 고통 받는
모든 분들에게 작은 도움이 되기를 진심으로 바랍니다.

돌아가시는 그 날까지 나를 위해 기도해 주시고
아낌없는 마음으로 사랑해 주신 시어머님께,
그리고
아픔의 깊이만큼 사랑도 깊어진 가족들과
엄마로서 미안한 딸 솔메에게 이 책을 바칩니다.

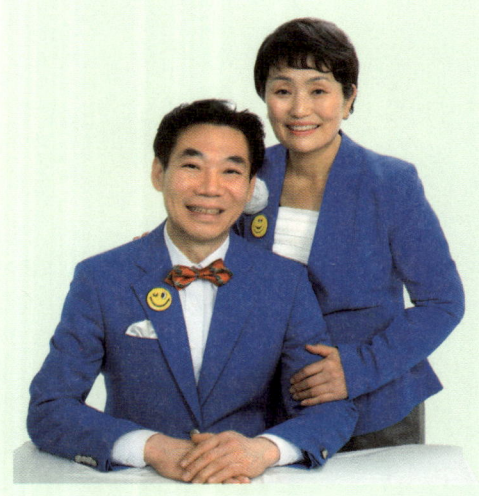

이렇게 멋진 제2의 삶을
살게 인도해주신 하나님께 감사를 드립니다.

♥ 나는 행복한 사람입니다 ♥

걸을 수만 있다면, 더 큰 복은 바라지 않겠습니다.
누군가는 지금 그렇게 기도를 합니다.

설 수만 있다면,
들을 수만 있다면,
말할 수만 있다면,
볼 수만 있다면,
살 수만 있다면,
더 큰 복은 바라지 않겠습니다.

누군가는 지금 그렇게 기도를 합니다.

놀랍게도 누군가의 간절한
소원을 나는 다 이루고 살았습니다.

놀랍게도 누군가가 간절히 기다리는 기적이
내게는 날마다 일어나고 있었습니다.

나의 하루는 기적입니다.
나는 행복한 사람입니다.

〈 언더우드의 기도 낙서장 中 〉

모아북스의 건강 도서목록

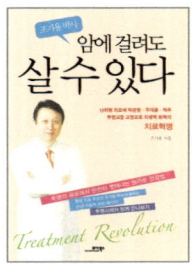

암에 걸려도 살 수 있다

'난치성 질환에 치료혁명의 기적' 통합치료의 선두주자인 조기용 박사는 지금껏 2만 여명의 암환자들을 통해 암의 완치라는 기적 아닌 기적을 경험한 바 있으며, 통합요법을 통해 몸 구조와 생활습관을 동시에 바로잡는 장기적인 자연면역재생요법으로 의학계에 새바람을 몰고 있다.

조기용 지음 | 255쪽 | 값 15,000원

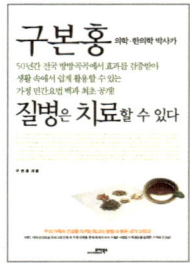

우리 가족의 건강을 지키는
최고의 방법 내 병은 내가 고친다!
질병은 치료할 수 있다

50년간 전국 방방곡곡에서 자료 수집 후 효과를 검증받아 쉽게 활용할 수 있는 가정 민간요법 백과서이며 KBS, MBC 민간요법 프로그램 진행 후 각종 언론을 통해 화제가 되기도 하였다.

구본홍 지음 | 240쪽 | 값 12,000원

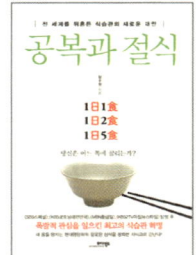

공복과 절식

최근 식이요법과 비만에 대한 잘못된 지식이 다양한 위험을 불러오고 있다. 이 책은 최근 유행의 바람을 몰고 온 1일 1식과 1일 2식, 1일 5식을 상세히 살펴보는 동시에 식사요법을 하기 전에 반드시 알아야 할 위험성과 원칙들을 소개하고 있다.

양우원 지음 | 274쪽 | 값 14,000원

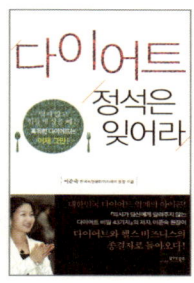

먹지 않고 힘들게 살을 빼는
혹독한 다이어트는 이제 그만!
다이어트 정석은 잊어라

살을 빼기 위해서 적게 먹는 혹독한 다이어트로 인해 발생하는 문제점과 지금까지 다이어트가 실패할 수밖에 없었던 원인을 밝힌다. 이 책은 해독 요법만큼 원천적이고 훌륭한 다이어트는 없다는 점을 강조하는 동시에, 균형 잡힌 식습관을 위해서는 일상 속에서 무엇을 알아야 하는지를 상세하게 설명하고 있다.

이준숙 지음 | 152쪽 | 값 7,500원

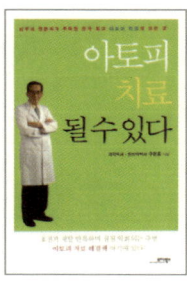

피부과 전문의가 주목한
한국 최고 아토피 치료의 모든 것
아토피 치료 될 수 있다

아토피 분야의 임상으로 국내에서보다 일본, 미국에서 잘 알려진 구본홍 박사가 펴낸 양한방 아토피 정보서다. 이 책에는 일상생활 속에서 아토피 방지를 위해 실천할 수 있는 생활 수칙 뿐만 아니라, 현재 각광받고 있는 다양한 치료법을 소개한다.

구본홍 지음 | 120쪽 | 값 6,000원

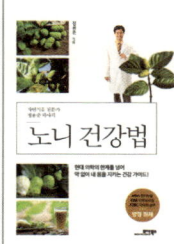

자연치유 전문가 정용준 약사의
노니건강법

노니에 대한 성분과 기능에 대해 설명하고 있다. 또한 국내에서 노니가 적용될 수 있는 다양한 질병 등을 소개하고 실생활에서 노니를 활용한 건강법을 안내한다.

정용준 지음 | 156쪽 | 값 12,000원

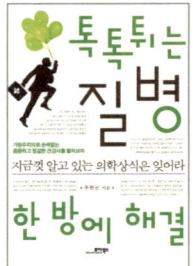

톡톡튀는 질병 한 방에 해결

인체를 망가뜨리는 환경호르몬, 형광물질로 얼룩진 화장지, 방부제의 위협을 모르는 채 매일 먹고 있는 빵, 배불리 먹는 만큼 활성산소의 두려움에 떨어야만 하는 우리 몸의 그늘진 상처를 과감히 파헤치고 있다.

우한곤 지음 | 278쪽 | 값 14,000원

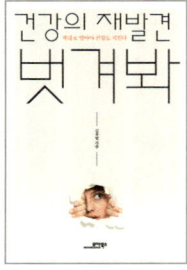

건강의 재발견 벗겨봐

지금까지 믿고 있던 건강 지식이 모두 거짓이라면 당신은 어떻게 하겠는가? 이 책은 건강을 위협하는 대중적인 의학적 맹신의 실체와 함께 잘못된 건강 정보에 대해 사실을 밝히고 있다.

김용범 지음 | 275쪽 | 값 13,000원

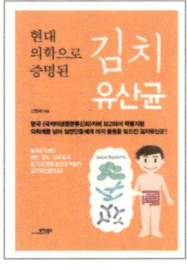

현대의학으로 증명된
김치유산균

미국 건강잡지〈헬스 매거진〉에서 세계5대 건강식품으로 소개된 김치!
한때 김치는 냄새와 맛 등으로 외국인들에게 거부감을 주는 음식이지만 김치유산균에 들어있는 유산균이 다른 발효음식을 능가하는 풍부하고도 다양한 효능으로 조명 받고 있다.

신현재 지음 | 120쪽 | 값 7,500원

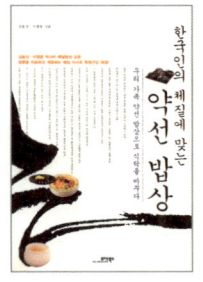

진정한 건강 식단은
'개인별 맞춤식 식단' 에서 시작된다
한국인의 체질에 맞는 약선밥상

한국 전통 약선의 기본적인 주요 개괄을 설명하는 동시에 이를 실생활에 응용할 수 있도록 했다. 우리가 현재 먹고 있는 밥상이 얼마나 건강한 것인지, 나와 내 가족에게 얼마나 적합한 것인지 고민하는 모든 분들께 이 책이 작고 큰 도움을 제공할 것이다

김윤선 · 이영종 지음 | 216쪽 | 값 11,000원

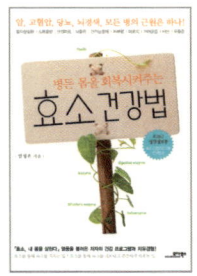

효소 건강법

당신의 병이 낫지 않는 진짜 이유는 무엇일까? 병원, 의사에게 벗어나 내 몸을 살리는 효소 건강법에 주목하라! 효소는 우리 몸의 건강을 위해 반드시 필요한 생명 물질이다. 이 책은 효소를 낭비하는 현대인의 생활습관과 식습관을 짚어보고 이를 교정함으로써 하늘이 내린 수명, 즉 천수를 건강하게 누리는 새로운 방법을 제시하고 있다.

임성은 지음 | 264쪽 | 값 12,000원

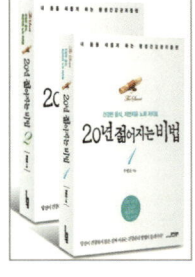

20년 젊어지는 비법 1, 2

한국인들의 사망률 1,2위를 차지하는 암과 심장질환은 물론 비만, 제2형 당뇨, 대사증후군, 과민성대장증상 등 각종 질병에 대한 치료정보를 제공, 스스로가 자신의 질병을 치유하고 노화를 저지하여 무병장수하도록 평생건강관리법의 활용방법을 제시하고 있다.

우병호 지음 | 1권:380쪽, 2권:392쪽 | 값 각권 15,000원

암에 걸린 지금이 행복합니다

초판 1쇄 인쇄 2017년 08월 30일
1쇄 발행 2017년 09월 11일

지은이	곽희정 · 이형복
발행인	이용길
발행처	모아북스 MOABOOKS
편집	이덕수
관리	양성인
디자인	이 룸
출판등록번호	제 10-1857호
등록일자	1999. 11. 15
등록된 곳	경기도 고양시 일산동구 호수로(백석동) 358-25 동문타워 2차 519호
대표 전화	0505-627-9784
팩스	031-902-5236
홈페이지	www.moabooks.com
이메일	moabooks@hanmail.net
ISBN	979-11-5849-054-6 13510

· 좋은 책은 좋은 독자가 만듭니다.
· 본 도서의 구성, 표현안을 오디오 및 영상물로 제작, 배포할 수 없습니다.
· 독자 여러분의 의견에 항상 귀를 기울이고 있습니다.
· 저자와의 협의 하에 인지를 붙이지 않습니다.
· 잘못 만들어진 책은 구입하신 서점이나 본사로 연락하시면 교환해 드립니다.

모아북스 는 독자 여러분의 다양한 원고를 기다리고 있습니다.
(보내실 곳 : moabooks@hanmail.net)